中国高等教育学会学术创新计划——高等教育学博士学位论文文库丛书

医学院校临床教师
角色冲突研究

YIXUE YUANXIAO LINCHUANG JIAOSHI
JUESE CHONGTU YANJIU

嵇 艳⊙著

广东高等教育出版社
Guangdong Higher Education Press
·广州·

图书在版编目（CIP）数据

医学院校临床教师角色冲突研究/嵇艳著. —广州：广东高等教育出版社，2023.12

（中国高等教育学会学术创新计划：高等教育学博士学位论文文库丛书）

ISBN 978 - 7 - 5361 - 7450 - 4

Ⅰ. ①医… Ⅱ. ①嵇… Ⅲ. ①医学院校—临床医学—教师—角色理论—研究 Ⅳ. ①R4

中国国家版本馆 CIP 数据核字（2023）第 040957 号

出版发行	广东高等教育出版社
	地址：广州市天河区林和西横路
	邮政编码：510500　电话：(020) 87553335
	http://www.gdgjs.com.cn
印　　刷	佛山市浩文彩色印刷有限公司
开　　本	787 毫米 ×1 092 毫米　1/16
印　　张	11
字　　数	210 千字
版　　次	2023 年 12 月第 1 版
印　　次	2023 年 12 月第 1 次印刷
定　　价	49.00 元

前　言

　　医学教育是高等教育体系的重要组成部分，医学教育的质量是实施"健康中国"战略、提升全民健康水平的重要基础。医学院校的临床教师在救死扶伤、治病救人的同时，还要培养医学人才。关注这一群体的角色冲突与教师发展，是高等医学教育质量的重要保障。

　　医学教育的特殊性很大程度上体现在，医学人才必须在行业内培养，并为行业发展服务，因此，医学教育需要附属医院和临床教师的全程参与与全情投入，这已逐步在医学教育领域达成共识，并成为常态，同时也越来越受到国家的重视。近年来，国家先后颁布和印发了一系列针对医教协同的文件。2017年7月10日召开的全国医学教育改革发展工作会议上，中共中央政治局常委、国务院总理李克强做出"人才是卫生与健康事业的第一资源，医教协同推进医学教育改革发展，对于加强医学人才队伍建设、更好保障人民群众健康具有重要意义"的重要批示。同年7月11日，国务院办公厅印发的《关于深化医教协同进一步推进医学教育改革与发展的意见》指出："医教协同推进医学教育改革与发展，加强医学人才培养，是提高医疗卫生服务水平的基础工程，是深化医药卫生体制改革的重要任务，是推进健康中国建设的重要保障"。2020年9月25日，《国务院办公厅关于加快医学教育创新发展的指导意见》又进一步提出，要"夯实高校附属医院医学人才培养主阵地"，"高校附属医院要健全临床教学组织机构、稳定教学管理队伍，围绕人才培养整合优化临床科室设置，设立专门的教学门诊和教学病床，着力推进医学生早临床、多临床、反复临床"。近年来，高等医学教育改革如火如荼地进行。例如，改革后的临床医学专业"5＋3"一体化培养模式，使学生在校5年本科学习与3年临床医学硕士专业学位研究生学习相融相通，住院医师规范化培训与临床医学专业学位研究生教育同步并轨。再如，医学模拟教学的发展。医学模拟教学已成为当今全球医学教育的创新点，也是未来势在必行的改革与发展趋势。开展模拟教学除了创建高拟真度的学习环境外，其关键要素是拥有具备教学、学术双岗位胜任的临床师资。可以说，多份国家级文件和种种医学教育改革的最新动向，都彰显了临床教师投入教学角色、缓解角色冲突、促进教师发展的重要性。

本书依托笔者的博士学位论文修改而成。在补充论文答辩后相关研究成果时发现，近几年关于大学教师角色冲突的文献之多可与当年做文献综述时媲美，这说明角色冲突在一定程度上已成为大学教师生活中的常态，这一主题也逐渐受到越来越多学者的关注。因此，在博士论文的基础上，本书也补充了近年来关于大学教师和临床教师角色冲突研究的最新成果。

回顾这份研究成果的完成，落其实者思其树，饮其流者怀其源。再次感谢恩师汪霞教授将我领入教育学的天地。高山仰止，景行行止。虽不能至，然心向往之。汪霞教授敏锐的学术灵感、严谨的逻辑思路、深厚的理论功底教会我如何做研究、如何写文章；其凡事预则立、坚韧不拔、坚持到底的信念，指引我如何做事；其有礼有节、温润如玉的品性教会我如何做人。每每想起教授的家国情怀和人生境界，总令人动容。师恩无以为报，无论走到哪里，教授的教诲将永记心间。感谢汪雅霜副教授对我的研究给予的莫大支持，三言两语绝不足以表达感激之情。博士论文完成以后，我仍然与汪雅霜老师保持学术上的联系与交流，期待与他有更多的合作成果。

还要感谢我的工作单位——南京医科大学护理学院的领导、前辈和同事们给予我的无私帮助和关怀，在我读书期间帮我解决工作上遇到的各种困难，多次对我的学业表示关心，并支持我在医学教育研究领域继续耕耘。

最后，衷心感谢中国高等教育学会提供资助，帮助我完成博士论文出版的心愿。感谢广东高等教育出版社的编辑们以专业和富有耐心的工作精神，精心策划与支持，反复审阅与推敲，才使本专著得以与读者见面。

嵇　艳

2022 年 10 月于南京

目　　录

第一章　导　　论

一、问题缘起和研究背景

党的十九大报告曾提出"健康中国"和"教育强国"两个重要战略，医学教育作为两大战略的纽带，关联着教育和卫生健康两大民生工程。努力办好人民满意的医学教育，扎实推进健康中国建设，是保障和改善民生的重要任务。医学教育是高等教育体系的重要组成部分，医学教育的质量是实施"健康中国"战略、提升全民健康水平的重要基础。在国内某医科大学的一次教学工作会议上，参会的两所医科大学校长一致认为："一所医科大学搞得好不好，关键是临床教学。临床教学搞得好不好，关键是附属医院。"医学教育系统中，承担临床教育阶段教学任务的附属医院和教学医院是医学院校的重要组成部分。国内著名医学教育专家吕兆丰在 2019 年全国护理学科建设与发展高峰论坛暨首届护理学研究生优秀学位论文评选交流会上指出，医学教育是在突出岗位特点基础上的职业履职的教育：基于培养目的、培养过程和培养结果的特殊性，医学人才在行业内培养，为行业发展服务，整体教育过程体现了医药卫生领域的特点，即行业特色。

临床教师是一个独特且关键的群体，他们在附属医院的功能发挥中起着举足轻重的作用。临床教师也非普遍意义上的高校教师，除了置身于象牙塔内教书育人外，更重要的是坚守在医院的最前线，行使治病救人、救死扶伤的使命，以医务工作者的社会角色示人。迥异的角色内隐含着潜在的冲突和矛盾，马克斯·范梅南（Max Van Manen）在《教学机智——教育智慧的意蕴》一书中曾写道："无数的矛盾、冲突、两极性、压力和对立物构成了我们教育的体验。"[①] 如何拨开冲突的枝蔓，探析教师抑或医者教学生活的真实意蕴，这些一直都是促使笔者研究的动源。

---

① 范梅南. 教学机智：教育智慧的意蕴［M］. 李树英，译. 北京：教育科学出版社，2001：85.

（一）问题缘起

1. 特殊的教师群体

100 多年前，美国著名医学家亚伯拉罕·弗莱克斯纳（Abraham Flexner）教授发表了《美国和加拿大的医学教育：致卡耐基基金会关于教育改革的报告》（*Medical Education in the United States and Canada：A Report to the Carnegie Foundation for the Advancement of Teaching*），即著名的"弗莱克斯纳报告"。报告建议："医学院校和综合性大学相结合；在四年制教育中，前两年以学习基础医学及理论课程为主，后两年以临床医学教育为主。"即在医学教育后期，医学专业学生必须到与医学院相联系的医院，通过理论课程、临床见习和实习等，加强临床思维和技能训练。该报告发轫于科学进步已然对医学产生了影响，但是医学教育既不规范又缺乏精确标准的历史时期。随后，北美国家在见证了"弗莱克斯纳报告"后，开启了第一代医学教育改革，改革后的医学教育通常是先进行有序的生物医学教育，再进行临床培训。课程改革随后也导致了机构改革，出现了大学医学院和大学附属医院。[①] 可以说，该报告为后续政策做出了表率，奠定了北美医学教育体系的基础，也为全世界的医学教育提供了典范。医学教育发展至今，这一结构与模式更加稳固与深入。医学教育与医疗卫生服务从来都是一个连续的统一体，医学教育是人才培养，医疗卫生服务是人才使用，使用当中含有培养，培养过程也伴随着人才使用，紧紧融合成一个系统。"没有任何一个学科像医学那样：理论与实践、培养过程与服务过程结合的如此紧密，不可分割。而高等医学院校与附属医院正是承载这一系统的实体。"[②] 正是医学教育与其他学科不同的教育模式，产生了既不同于大学教师，又不同于临床医务工作者的一个群体，即临床教师。

2. 纵深的改革发展

社会的巨变，卫生保健服务的方式、本质、技术和沟通的变化，都强烈呼唤着医学教育的变革。[③] 高等医学教育的变革又关系到整个国家卫生医疗事业的发展，历来受到高度重视。如今，随着提升整个高等教育质量的要求

① FRENK J，CHEN L，BHUTTA Z A，et al. 新世纪医学卫生人才培养：在相互依存的世界为加强卫生系统而改革医学教育 [J]. 柳叶刀视角，2011，5（4）：286 – 321.

② 付丽，线福华，吕兆丰. 试论高等医学院校与附属医院之关系 [J]. 医院院长论坛，2007（6）：33 – 35.

③ RAYBURNSUPA W F. Educating physicians：a call for reform of medical school and residency [J]. Mentoring & tutoring：partnership in learning，2011，19（1）：107 – 108.

日益迫切，医学教育改革也进入了向纵深发展的阶段。由21世纪医学教育专家委员会起草并于2010年出版的《新世纪医学卫生人才培养：在相互依存的世界为加强卫生系统而改革医学教育》报告，为新一轮的医学教育改革提出新的愿景和行动建议。2014年6月，教育部、国家卫生和计划生育委员会（简称卫计委）、国家中医药管理局、国家发展和改革委员会（简称发改委）、财政部、人力资源和社会保障部等六部门联合印发了《关于医教协同深化临床医学人才培养改革的意见》（以下简称《意见》）。《意见》的出台是在深入思考医学教育中存在的问题的基础上，借鉴国际经验，进行系统谋划、顶层设计而形成的结果。医学教育要坚持育人为本、立德树人，强化临床实践能力培养，培育医术精湛、医德高尚的高水平医学人才。高等医学教育改革的逐步深化向一线的临床教师提出了前所未有的挑战。要提高医学人才培养和高等医学教育质量，必须处理好临床教师临床工作与教学工作的关系，促进临床教师的发展，特别是教学发展，提升临床教师的教学投入。

3. 现实的矛盾鸿沟

高质量的医疗护理水平得益于医护工作者在大学阶段的学习和住院医师培训阶段的高质量教学。而临床阶段的教学皆由临床医生提供，因此这些医生必须是卓越有效的教师[①]。从医学临床教育的现实情况来看，一方面，临床教师是临床教学的重要实施者，临床教学质量的提升必须依赖临床教师的教学投入。另一方面，临床教师本身的角色与所处的环境具有特殊性。临床教师既要承担繁重的临床医疗护理工作，又要负责教学工作，与之互动的有学校的管理者、学生、医院的管理者、患者、同事等等，在每天的工作中，在与领导、学生、患者、同事等各种角色的互动中不断进行着角色的转换，因此临床教师处于典型的角色冲突情境中。加之当前临床教学环境随着公众对医疗保健需求的增加也在不断地发生变化，如何兼顾教学、临床医疗服务和科学研究是一个长久命题，这些都给临床教师的教学工作带来了诸多困难。国外学者的研究还发现，在很多情况下，临床教学只是在一个默认的层面上进行，由于临床环境的局限性，如时间、互相竞争等，临床教师很少花时间进行教学反思，他们关注更多的是患者，而教学被形容为"飘在天空中的教学"（teaching on the fly）。现实环境中教学工作和临床医学两方面的鸿沟，需要临床教师正确处理和应对角色冲突的矛盾。

4. 个人的研究旨趣

作为一名医学院校的教师，笔者对临床教师怀有一种特殊的情感。虽然

---

① FLUIT C. Assessing the quality of clinical teachers ［J］. Journal of general internal medicine，2010，25（12）：1337 - 1345.

笔者本人没有从事临床工作，但笔者的很多老师、朋友和同事，都是既在医院从事临床工作，投入几乎满负荷的临床医疗和科研工作；又在学校承担教学任务，肩负培养未来医学事业接班人的重任。因为个人的研究旨趣和生活、工作环境，使临床教师的工作状态和专业发展都成了笔者关注的重点。有学者说过，只有对研究对象有极大的认同感，才有兴趣去好好认识和了解他们。当然，这种认同不是强制的、无理由的，而是在深入的接触中自然形成的。

（二）研究背景

1. 临床教师在高等医学教育中的重要性日益凸显

（1）临床教学和教师在高等医学教育中的地位日益提升。

医学教育是高等教育的重要组成部分，提高医学教育质量是培养高质量医学人才、为社会提供优质医疗保健服务的基础。临床教学是医学教育中一个非常重要的组成部分，临床教学质量的好坏直接关系到医学人才的培养质量。2009年2月，教育部和卫生部联合下发的《关于加强医学教育工作提高医学教育质量的若干意见》要求提高质量，加快医学人才培养模式创新，提倡早期接触临床，密切理论与实践的结合。2012年5月，教育部和卫生部联合下发的《关于实施临床医学教育综合改革的若干意见》明确提出要着力于医学生职业道德和临床实践能力的显著提升，深化五年制临床医学专业教育教学改革，推进医学基础与临床课程整合，推进以学生自主学习为导向的教学方法改革，强化临床实践教学环节，实现早临床、多临床、反复临床。2017年7月11日，国务院办公厅发布的《关于深化医教协同进一步推进医学教育改革与发展的意见》指出："医教协同推进医学教育改革与发展，加强医学人才培养，是提高医疗卫生服务水平的基础工程，是深化医药卫生体制改革的重要任务，是推进健康中国建设的重要保障。"2018年9月17日，教育部、国家卫生健康委员会和国家中医药管理局联合发布的《关于加强医教协同实施卓越医生教育培养计划2.0的意见》要求"附属医院要把医学人才培养作为重大使命，处理好医疗、教学和科研工作的关系"，"完善考核评价机制，将教学工作量和人才培养质量纳入附属医院绩效考核以及院长年度和任期目标责任考核的重要内容，作为医务人员职称晋升、工作考评和绩效分配的重要指标"。临床医学包含一系列实践性、经验性极强的学科，医学教育中的临床学科必须由在临床一线工作的临床医务人员，即临床教师承担。临床教师的教学工作不仅包括理论课程的讲授、见习课程的带教、实习阶段的培养，还要参与专业人才培养方案的制定、学科课程与教学大纲的编写、教学案例和教材的编撰、考核评价的实施、教学改革的开展，还要关注医学生人文素质和良好医德的养成。可以说，临床教师在医学教育中的作用举足轻重。近年来各项政策文件的发布和教育改革的推进足以表明，作为临床教学主要承担者的临床教师势必要在临床医学教育中发挥重要作用，方能保证临床教学重要性的最终体现和落实，临床医务工作者全程参与医学教育已逐步成为常态。

（2）临床教师在高等医学教育改革中的作用日渐深入。

高等教育质量的诉求引起整个高等教育领域内的教育变革，先进的教学理念、新兴的教学方法和技术等也逐渐渗透入医学教育中，临床教师单纯依靠临床经验和个人体悟进行教学已经不能满足新一代医学生培养的需求。《"健康中国2030"规划纲要》提出："加强医教协同，建立完善医学人才培养供需平衡机制。改革医学教育制度，加快建成适应行业特点的院校教育、毕业后教育、继续教育三阶段有机衔接的医学人才培养培训体系。""完善住院医师与专科医师培养培训制度，建立公共卫生与临床医学复合型高层次人才培养机制。"近年来，高等医学教育改革如火如荼地进行，改革后的临床医学专业"5+3"一体化培养模式使学生在校5年本科学习与3年临床医学硕士专业学位研究生学习相融相通，实现住院医师规范化培训与临床医学专业学位研究生教育同步并轨。临床教师不仅要承担本科生、研究生的教学，还要兼顾规培生、进修生的带教。

随着医学教育改革需求的日益紧迫和步伐的逐步加快，不断对临床教师的教学能力和综合素质提出挑战。教育部、国家卫生计生委有关负责人就《关于医教协同深化临床医学人才培养改革的意见》答记者问时明确提出："要深化以岗位胜任力为导向的教育教学改革，把医学生职业素养和临床能力培养作为改革关键点，积极推进基础医学与临床课程整合，优化课程体系；积极推进以问题为导向的启发式、研讨式的教学方法改革；积极推进以能力为导向的学生评价方式；强化临床实践教学，严格临床实习实训管理，着力提升医学生临床思维能力和解决临床实际问题的能力。"以目前几乎全国医学院校都在大范围实施的基于问题的学习（Problem-Based Learning，PBL）为例，PBL尤其强调基础课程与临床课程的整合，对临床思维要求的注重使得临床教师必须参与PBL的全过程，包括组建团队、案例编写和导师角色，临床教师在其中甚至必须起到核心作用，这也成为实施PBL的重要特点。

医学模拟教学已成为当今全球医学教育的创新点，也是未来势在必行的改革与发展趋势，其目的是提高医疗工作者的胜任力，保证医疗质量、保障患者安全。开展模拟教学除了创建高拟真度的学习环境外，其关键要素是拥有具备教学、学术双岗位胜任力的临床师资。现代社会对医务工作者的人文素质提出了非常高的要求，临床教师作为一线工作者，其对医学学科的理解、对人性的关怀、身为教师的职业伦理道德等在医学教育过程中都直接对医学生职业精神和人文素养产生影响，关系到下一代医务工作者的培养质量。另外，当前以人工智能为代表的新一轮科技革命催生了医疗卫生产业变革，推动着医学发展进入新阶段，医学教育也必须随之进行转变。2019 年 4 月，教育部等相关部门发布"六卓越一拔尖"计划 2.0，重点强调"四新"建设，"新医科"是其中之一，这也是新时代党和国家在国家战略层面对医学教育的最新要求。这对临床教师发展的要求又达到了新高度。因此，临床教师需要占用更多的原本可以用于临床和科研工作的精力和时间来适应新的教育变革。当前日益紧张的医患关系、医学生人数的激增、临床教学环境的复杂性等也对临床教师的教学提出了严峻的考验，临床教师需要应对和处理好医疗、教学、科研等各项工作岗位上的角色冲突，适应新的医学教育改革背景下对教师的要求和期望，并将这些期望进行内化，形成符合要求的教学行为，才能不负医学教育的重任。

2. 临床教师的群体特征和压力状况

（1）临床教师处于典型的角色冲突情境中。

相较于那些角色活动基本在一个社会系统中的个体，处于边界跨越位置的临床教师更容易产生较高水平的角色冲突。罗伯特·迈尔斯（Robert H. Miles）对边界跨越活动与角色冲突关系的研究发现，边界跨越活动与角色冲突有显著的相关性。[1] 威廉·拉什（William A. Rushing）也认为有些类型的角色尤其会面临角色冲突和较高水平的压力，其中就包括"系统边界"角色，即经常需要与组织外的人员进行频繁接触的角色，例如，销售人员，或者需要与组织其他部门的人员频繁接触的角色。[2] 另外，绝大部分临床教师工作的场所主要是医院，他们面对的群体除了学生，还有患者、医院的同事和领导等。医院的愿景目标、组织规范、规章制度、人际关系等也构成了临床教师角色扮演的"大舞台"。当前医疗卫生环境的高风险和复杂性，医疗纠纷层出不穷、医患关系扭曲畸形，这些都对临床教师的工作提出了严峻考验。

① MILES R H. Role requirements as sources of organizational stress [J]. Journal of applied psychology, 1976, 61 (2): 172.

② RUSHING W A. The effects of industry size and division of labor on administration [J]. Administrative science quarterly, 1967, 12 (2): 273-295.

（2）临床教师面临巨大的工作压力。

"健康所系，性命相托"，医疗工作以病人的生命和健康为服务对象，随着"生物—心理—社会"医学模式被广泛接受，临床医护工作者的角色范围不断扩大，不但要承担直接的医疗服务，还要充当健康教育者、心理咨询者等，高强度、高风险、高技术、高付出的工作性质决定了其高压力状态。[①]很多研究都显示临床医护工作者是一个工作压力普遍较高的群体。有学者运用组织角色压力（organizational role stress，ORS）量表对印度一所政府医院的医生进行调查研究发现，该医院医生总体的角色压力是相当高的。其中，角色内距离，即个体体验到承担不同角色之间的冲突是所有压力评分中最高的；其次是资源不充足，即角色承担者体验到没有充分提供完成角色表现所需要的外部资源。另外，男性医生比女性医生的角色压力更大；工作年限在11~20年的医生感受到的角色压力最大；不同年龄段的医生感受到的角色压力有显著差异。[②] 一项针对1 133名英国医生开展的研究显示，工作超负荷和受影响的家庭生活、糟糕的管理和资源、行政责任和处理病人的痛苦被认为是压力的主要来源。[③] 除此之外，对临床科学家的呼求使临床工作者的科研压力也日益增加，加之学生人数激增导致的教学任务增加所带来的压力更是有增无减。

3. 临床教师发展研究的重要性及研究转向

（1）临床教师发展研究的重要性。

随着对高等教育质量认证与问责的要求被提出，大学教师发展的理论研究日益系统化，在对高校教师教学能力要求日益专业化和精准化的背景下，传统的临床教师发展模式已经不适合当代高等医学教育的发展趋势，不能满足高等医学教育人才培养的需求，而临床教师的发展问题对提高医学教育和临床教学质量至关重要，因此，临床教师发展研究理应受到关注。国际著名医学教育专家、欧洲医学教育协会（AMEE）总秘书长、英国邓迪大学医学教授罗纳德·M. 哈登（Ronald M. Harden）在其发表的《未来医学院的十个重要特点——并非不可能的梦想》一文中指出，未来医学院校文化将发生变

① 谭健烽，禹玉兰，蔡静怡，等. 医护人员工作压力与生活质量和幸福感的相关分析 [J]. 现代预防医学，2013，40（4）：684 – 686.

② BABA I. Workplace stress among doctors in government hospitals: an empirical study [J]. Zenith international journal of multidisciplinary research, 2012, 2 (5): 208 – 220.

③ RAMIREZ A J, GRAHAM J, et al. Mental health of hospital consultants: the effects of stress and satisfaction at work [J]. Lancet, 1996, 347 (9003): 724 – 728.

化，教师发展将放在学校需求层次的更高、更优先位置，并根据每位教师的需求和角色设定个性化培养项目。①

在目前临床医学教育环境下，临床教师角色冲突的问题中隐含着关于临床教师培养和发展的问题，可以说，两方面有交叉融合的现象和缘由，后者是前者的深化。西方国家对医学教育的研究和医学教师的关注由来已久，他们有专门的医学教育研究人员、学术期刊和专门组织，研究成果也更为丰富，医学教育也已发展成为一门独立的学科。② 近几年，国内医学教育界也越来越重视对医学教师发展的专业研究，但与国外的差距仍不容小觑。

（2）大学教师发展研究的转向。

目前，大学教师发展是国内外高等教育界研究的热点。关于教师发展的研究也有了新的转向：即从教师群体和外在的专业提升转向教师个体和内在的专业发展，对教师的培养由过去的强调教师"应该怎么样"的外在标准，转向关注"我是谁""我要成为什么样的教师"的内在动机激发。英国曼彻斯特大学教授琳达·埃文斯（Linda Evans）认为教师专业发展不仅要考虑教师发展的知识与技能，更应该考虑教师在发展历程中的角色定位。③ 研究临床教师的角色冲突，探索影响教师角色冲突的内在因素，可以帮助临床教师应对角色冲突，促进其对教师角色的认同，树立教师信念，提升医学教师专业化发展的内生性和自主性。

二、研究目的与意义

（一）研究目的

与普通高校教师相比，临床教师面临的角色冲突有其特殊性，有效管理和缓解临床教师的角色冲突是促进临床教师角色认同、提高教学投入的关键因素。本研究的研究目的有以下四点：

第一，探索医学院校临床教师普遍存在的角色冲突类型，即角色冲突的结构维度。了解临床教师总的角色冲突和各维度角色冲突的现状，以及不同临床教师群体的角色冲突差异，以此透视我国医学教育体系和文化语境下，

---

① HARDEN R M. Ten key features of the future medical school: not an impossible dream [J]. Medical teacher, 2018, 40 (10): 1 – 6.

② MCLEAN M, CILLIERS F, WYK J M V. Faculty development: yesterday, today and tomorrow [J]. Medical teacher, 2008, 30 (6): 555 – 584.

③ EVANS L. Professionalism, professionality and the development of education professionals [J]. British journal of educational studies, 2008, 56 (1): 20 – 38.

临床教师面临的角色冲突状况。

第二，寻找和确定影响医学院校临床教师角色冲突的主要因素及其影响强度，建构我国医学院校临床教师角色冲突的影响因素模型，为临床教师和医学院校有效应对和管理角色冲突、促进教学投入、提升临床教学质量寻找合理路径，提供理论依据和实证基础。

第三，通过深度访谈获得有价值的一手访谈资料，并对其进行量化研究整合，构建结构框架，深描临床教师在开展教学工作时遭遇角色冲突的真实境遇，深入理解临床教师在角色冲突中的具体表现，以及各因素产生影响的过程。

第四，通过实证调查和理论解释相结合，了解临床教师角色冲突的外部特征与内部逻辑，回归和落脚于临床教师的专业发展问题，为医学院校促进临床教师的教学发展，制定临床教师发展政策和实施具有针对性的教师发展项目提供理论参考和政策依据。

（二）研究意义

医学院校临床教师的角色冲突既是临床教师个体在角色社会化过程中遇到的显性问题，也反映了医学院校在制度设计与教学运行过程中隐含的问题症结。对这一问题的细致研究与探索，既能从理论层面上丰富和拓展临床教师角色冲突的内涵，认识影响角色冲突的机制，也能在实践领域指导医学院校加强临床教师角色冲突管理、促进临床教师发展。因此，本研究立足于理论和实践的双重探索，力求在理论意义和实践价值两个方面体现研究的意义。

1. 理论意义

第一，丰富和拓展了角色冲突这一研究主题的内涵和外延。国内外研究者关于角色冲突的研究涉及诸多不同群体，但较少涉及医学院校临床教师这一特殊群体，特别是在实证研究方面。本研究将研究对象扩展至临床教师这一重要人群，了解临床教师角色冲突的结构和特点，以丰富角色冲突概念的内涵。同时，通过探索中国医学教育和文化背景下临床教师角色冲突的现状和影响因素，对哪些因素影响角色冲突及如何影响等问题的理解更加清晰和完整，研究成果将丰富角色冲突这一研究主题的外延。期望通过拓展角色冲突研究的论题视域，推进角色冲突实证的研究深度。

第二，探索影响临床教师角色冲突的关键因素，完善影响高校教师角色冲突的理论研究模型。现有的对高校教师角色冲突影响因素的研究，大多集中于某一个或某一类因素，较少有同时将多个因素纳入同一研究模型中。本研究作为关注中国医学高等教育背景下临床教师角色冲突实证研究的尝试，通过积累量化和质性的第一手资料，为将来想继续深入探讨的研究者提供实证基础。本研究尝试通过理论探索、文献借鉴、实地访谈等多种形式，从临床教师身处的组织环境、人际关系及个体因素等多个层面，寻找可能影响临床教师角色冲突的关键因素，建构临床教师角色冲突的影响因素模型，并通过实证数据检验模型，最终完善影响高校教师角色冲突的理论研究。

第三，丰富高校教师发展理论和医学临床教师发展理论。临床教师是医学教师中重要而又特殊的群体，临床教师的发展与高校教师在内在逻辑和外在形式上理应有所区别。角色冲突通常是个体在角色社会化过程中的境遇，本研究从角色冲突这一社会心理学的研究视角切入，通过对临床教师角色冲突现状和影响因素的全面考察，最终仍落脚于教育学领域中的高校教师发展，从中找寻促进临床教师发展的可能途径，建立适合临床教师教学发展的模式。因此，本研究的成果将借鉴已有的高校教师发展理论，丰富高校教师发展理论和医学临床教师发展理论。

2. 实践价值

第一，为医学院校临床教师有效应对和管理角色冲突提供政策建议。本研究主要通过了解临床教师角色冲突的结构和具体表现，探索影响临床教师角色冲突的关键因素，从源头解释现象、寻找原因、提供建议，为医学院校和临床教师有效应对和管理角色冲突提供实证依据，促进临床教师更好地投入教学，完善教学行为，最终提升临床教学和医学教育质量。

第二，为医学院校研究者和管理者制定临床教师发展政策和项目提供新的视角和思路。有效管理临床教师角色冲突的目的也是帮助临床教师处理好角色之间的关系，更好地提升教师认同和教师信念，履行教师角色行为，这与临床教师的教学发展是唇齿相依的关系。因此，通过最终的研究结论提出的建议，也将围绕临床教师教学发展，为医学院校制定临床教师发展政策和项目提供实证依据和政策建议。

三、研究问题与概念界定

（一）研究问题

本研究的研究问题主要是医学院校临床教师的角色冲突现状及影响因素。这一核心研究问题可以细分为三个子问题分别进行探讨。

（1）医学院校临床教师角色冲突的结构维度有哪些？

（2）医学院校临床教师角色冲突的现状如何？具体包括临床教师角色冲

突的总体特征是什么、不同类型临床教师角色冲突的群体差异如何，以及临床教师角色冲突的具体表现是什么？

（3）影响临床教师角色冲突的主要因素有哪些？具体包括这些因素对临床教师角色冲突的影响效应如何，以及这些因素如何影响临床教师的角色冲突？

根据研究问题，本研究的内容主要包括以下5点。

（1）医学院校临床教师角色冲突的结构。

角色冲突是一个总体概念，不同的内涵界定使其内在结构呈现出多种可能性，本研究通过概念界定、研究目的、研究边界确定、理论探讨、实践检验等，最终确定适合临床教师角色冲突的结构。

（2）医学院校临床教师角色冲突的整体状况和群体差异。

本研究根据确定的临床教师角色冲突结构，应用研究工具了解整体和各群体两个层面角色冲突的水平与特征，展现临床教师角色冲突的状况。

（3）临床教师不同类型角色冲突的表现与特征。

本研究根据角色冲突的不同结构，分别分析各类型角色冲突的表现与特征。

（4）医学院校临床教师角色冲突影响因素模型建构。

本研究主要寻找可能的影响因素，包括直接因素和间接因素，构建临床教师角色冲突影响因素模型。

（5）影响因素对临床教师角色冲突的影响机制与具体过程。

本研究针对影响因素模型中的各个因素，分析其对临床教师角色冲突的具体影响过程。

（二）概念界定

1. 医学院校

医学是以保护和增进人类健康、预防和治疗疾病为研究内容的科学。按照国务院学位委员会2011年颁布的《学位授予和人才培养学科目录》，医学属于13个学科门类之一。我国医学教育的阶段包括院校教育、毕业后教育、继续教育三个阶段。本书中所指的医学教育，界定为培养医学人才的正式学校教育，即第一个阶段的院校教育。我国医学教育培养层次主要包括高等医学教育、中等医学教育和初等医学教育，其中，高等医学教育又分为专科层次、本科层次和研究生层次。本书中的高等医学教育，均指的是本科及以上层次的医学教育，故涉及的医学教育机构主要是承办本科及以上层次的医学教育机构。之所以选择至少是本科及以上的学历层次，除收缩研究范围的原因外，还有两个原因：一是这类学校是我国培养高层次医学人才的主要医学教育机构；二是国家逐步缩减专科层次及以下的医学教育规模。

中华人民共和国成立后全国高校院系调整，我国高等医学教育主要采取独立设置医学院校办学的模式。随着 20 世纪 90 年代新一轮高等教育体制改革的深入，医学院校并入综合性大学或多科性院校的改革在全国范围内如火如荼地开展，至此，基本以单纯专科院校为主的高等医学教育办学格局被打破，形成了综合性大学或多科性院校开办医学教育和单独设置的普通高等医学院校两种形式。因此，在我国，医学院校主要包括综合性大学或多科性院校中的医学部或医学院，还有单独设置的医学院校。本研究所涉及的主要是指国内开设医学本科及以上学历层次教育的医学院校，包括开设医学及相关专业的综合性大学和单科性医学院校。

2. 临床教师

教师是履行教育教学职责的专业人员，承担教书育人，培养社会主义事业建设者和接班人、提高民族素质的使命。临床教师是高校教师中的特殊群体，他们虽然不是专职教师，但是医学教育中不可缺少的重要群体。

结合我国医学院校临床教学的规定和实际情况，本研究中的临床教师指医学院校附属医院和教学医院中，满足高校教学要求，承担临床理论课程教学、临床见习和临床实习等教学任务的教师。临床教师主要包括两类：一是具有医学院校编制或附属医院教学编制，但工作场所在附属医院的临床教师；二是具有附属医院或教学医院编制的医护人员，达到一定任职要求并取得相应资质后，被选聘为承担临床教学任务的临床教师。

3. 角色冲突

美国社会心理学家罗伯特·L. 卡恩（Robert L. Kahn）认为，角色冲突是指与角色相关的期望之间的不一致。[①] 即个体经常会面临一种情境，要求个体角色承担与他们自身的价值体系相冲突或者是承担两个及以上相互冲突的角色，这种期望之间的不一致造成了角色冲突，角色冲突最主要的特征是期望的不一致。客观的角色冲突主要指角色承担者所处环境中实际存在的、可以被证实的情况；而主观的角色冲突是角色承担者体验到的一种内部心理状态。[②] 本书中的角色冲突主要指个体在承担一个角色或同时承担几个角色的过程中，由于条件限制等不能满足满足角色期望或适应角色行为而导致的

---

① Mary V S, et al. Role conflict and role ambiguity：integration of the literature and directions for future research ［J］. Human relations，1981，34（1）：43 − 71.

② PANDEY S, KUMAR E S. Development of a measure of role conflict ［J］. International journal of conflict management，1997，8（3）：187 − 215.

个体内心矛盾的主观状态。

（三）研究边界

根据研究目的，对本研究的研究边界做如下界定：首先，本研究中的角色冲突只限于个人的角色系统内部，临床教师与其他个体或群体的角色冲突不在本研究的讨论范围内。其次，本研究主要是探讨临床医务工作者角色对教师角色产生影响而造成的冲突，工作与家庭的冲突不在本研究范围之列。

四、研究思路与方法设计

（一）研究思路

本研究的研究思路可用图 1-1 所示的技术路线图来表示。首先，通过文献研究和访谈，确定角色冲突的内涵、结构及可能对角色冲突产生影响的主要因素，借助问卷的编制、发放及回收来收集数据，对角色冲突的现状进

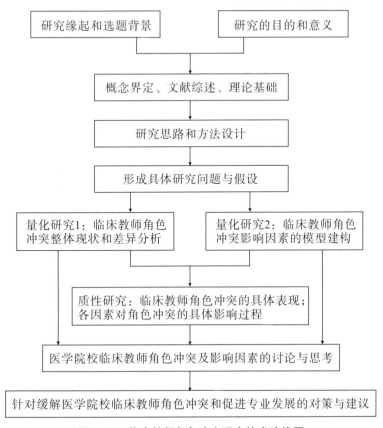

图 1-1　临床教师角色冲突研究技术路线图

行整体描述和群体差异分析，进而确定临床教师角色冲突的主要影响因素及对角色冲突的影响路径和路径系数，建构医学院校临床教师角色冲突影响因素模型。其次，结合量化研究结果开展质性研究，通过访谈对临床教师角色冲突的形式类型和具体表现进行"深描"，并通过资料的收集，"还原"这些影响因素是如何对临床教师的角色冲突产生影响的，探寻内在意义。找寻还有哪些通过量化研究无法深入探索的影响因素也在影响着临床教师的教学生活，用质性研究补充及解释量化研究的结果。最后，对所有的量化和质性研究资料进行深入分析，针对如何帮助临床教师应对和调适角色冲突，医学院校加强冲突管理、促进临床教师角色认同和教学发展等提出对策和建议。

（二）方法设计

本研究采用的是混合取向，量化为主、质性为辅的研究方法。混合研究通常有三种核心的基础设计方案：聚敛式设计、解释性序列设计、探索性序列设计。[①] 根据研究问题，本研究借鉴混合研究中解释性序列设计的思路，先收集量化数据，然后使用质性数据来深入解释量化研究的结果。因此，整个研究分两个阶段：第一个阶段是量化研究阶段，收集和分析量化研究数据，确定哪些结果需要在下一阶段继续深入探索；第二阶段是质性研究阶段，收集和分析数据，解释和补充量化研究结果。下面将根据本研究采用的量化研究部分和质性研究部分，分别具体介绍研究设计的过程。

1. 量化研究部分的设计

本研究中需要运用量化研究的内容是医学院校临床教师角色冲突的整体现状及群体差异、影响因素模型建构。研究的基本步骤包括选择研究方法、确定抽样计划、数据的收集和分析、结果呈现等环节。

（1）选择研究方法。

针对该部分研究内容，本研究主要采用问卷调查的方法，调查设计主要是横向设计，即在某段时间内一次性收集数据。关于问卷调查表的具体形成过程，将在第五章中详细说明。

（2）确定抽样计划。

本研究中的调查总体是国内开设医学本科及以上学历教育的医学院校中的所有临床教师。每所案例学校选择的临床教师人数，将根据本研究中影响因素模型建构所需的样本数决定。因为每所医学院校有多所附属医院和教学医院，临床教师分布在不同的医院当中。因此，在每所案例学校具体抽取调

---

① 克雷斯威尔. 混合方法研究导论［M］. 李敏谊，译. 上海：格致出版社，上海人民出版社，2015：7.

查对象时，将综合考虑附属医院和教学医院的分配，涵盖内外妇儿等重点科室，在某一科室整群抽取所有符合本研究范围的临床教师。具体抽样的样本数和医院分配结果等，也将在第五章中详细说明。

（3）数据收集和分析。

由于调查样本遍布多所学校和医院，所以首先确立每所大学的联络人。在问卷正式发放之前，已经通过多种渠道多次与联络人联系，详细描述研究的目的、意义及具体的开展过程，以取得对方的同意和支持。具体发放过程由联络人单独或者联络人和研究者共同开展，以科室当天在岗的临床教师为问卷发放的调查对象，问卷当场发放当场回收。对于未在现场的研究对象，通过发送微信链接或向其电子邮箱发送网页链接的方式，邀请研究对象在手机或电脑上填写并提交。问卷回收后，首先进行问卷整理，去除废卷，对有效问卷进行编码，并将数据输入统计分析工具 SPSS16.0 进行描述性分析、因子分析、t 检验、方差分析等；运用多元回归分析和结构方程模型对医学院校临床教师的角色冲突及其影响因素模型进行检验，以确定临床教师角色冲突的主要影响因素及其对角色冲突各维度的影响路径和路径系数。

（4）结果呈现。

根据研究的计划和问题，数据分析的结果主要以表格和图形的形式呈现。

2. 质性研究部分的设计

本研究需要运用质性研究的内容是临床教师不同形式的角色冲突的具体表现、冲突发生的原因、各层面影响因素对临床教师角色冲突的具体影响、这些因素在临床教师的教学生活中的作用等。研究的基本步骤包括选择研究方法、资料收集、资料分析和解释、撰写结果。

（1）选择研究方法。

本研究选择的研究方法主要是访谈法。

（2）资料收集。

本研究收集资料的方法主要为访谈法，同时收集案例学校针对临床教师的政策制度，进行文本分析，与访谈资料相互补充。

（3）资料分析和解释。

访谈资料收集后，首先把录音转录为文字，进行初步整理，然后通过MAXQDA10 质性数据分析软件进行编码、归类和比较、撰写备忘录等。

（4）撰写结果——深描。

在对资料进行深入分析的基础上，根据研究问题和分析框架，撰写质性研究结果。

第二章　文献综述

一、国外相关研究综述

（一）国外关于角色冲突的研究

国外关于角色冲突的研究文献主要包括：角色冲突的内涵与结构、角色冲突的测量与量表开发、角色冲突的影响因素。

1. 角色冲突的内涵与结构

美国社会学家萨缪尔·斯托弗（Samuel A. Stouffer）认为角色冲突是完成不同组织的不相容规则时的紧张。他在对冲突的角色义务进行实证研究时隐含的三个假设包括：①在任何社会组织中，都存在着规则和适应这些规则的紧张；②如果这些规则是清晰的或不含糊的，个体没有其他选择只能是遵守或者在怨恨中承担后果；③如果一个人同时在两个或更多个组织中承担角色，同时不同组织的规则是不相容的，他只能完成一项活动。后续很多学者以此为理论框架研究角色冲突。20 世纪 60 年代后，行为心理学家和管理分析学家开始在组织情境中对角色冲突进行实验研究，角色冲突的研究焦点也开始转向探索角色冲突、角色模糊，以及个体态度与行为的关系。

在众多研究中，卡恩关于角色冲突的研究在长时间内被公认为权威，其创建的卡恩模型亦称为"重叠角色组"模型，是用社会心理学理论解释组织的一种理论。卡恩认为角色冲突主要表现为角色发出者内部的冲突、角色发出者之间的角色冲突、个人—角色冲突、角色间冲突和角色超载五个维度。[①]

还有一些学者在研究过程中也界定了角色冲突的内涵，但与卡恩对角色冲突的定义基本类似。例如，玛格丽特·哈迪（Margaret E. Hardy）和玛丽·康韦（Mary E. Conway）认为角色冲突是一种主观状态，当角色期望相互矛盾或互斥时发生，即当冲突的角色期望或义务出现使角色需求很难或

---

① KATZ D，KAHN R L. The social psychology of organizations ［M］. New York：John Wiley & Sons，1978：204.

不可能被实现时，就出现了角色压力，角色压力引起角色紧张，角色紧张是角色冲突的先兆。[①] 文森特·奥耶马赫（Vincent Onyemah）认为角色冲突是个体被来自众多方向的力量撕裂的感觉，即个体在完成角色行为时，需要面对多个角色发出者的不同角色期望的一种矛盾状态。[②] 例如，销售人员认为老板和顾客对他的期望和要求是不相符的，但又找不到一种方法使每一个角色合作者满意。卡文尔曼·谢莉（Coverman Shelley）认为角色冲突通常存在于一个人同时履行多个角色（如配偶、父母、职员等）时，由于担负较多的角色需求而只有较少的时间去完成产生的角色超载；同时，个人在来自一种角色与另一种角色的压力不相容时体验到的压力程度也是角色冲突的另一来源。当个人难以完成承担的多个角色要求，又没有可替代机制帮助个人充分履行多种角色时，这种角色超载就易引发角色冲突。[③]

角色期望引发的冲突主要包括两种：一是客观的角色期望冲突，即外界对个体所承担的多种角色期望产生的冲突；二是主观的角色期望冲突，即个体对自己所承担的多种角色期望产生的冲突。

潘迪（S. Pandey）和库马尔（E. S. Kumar）认为角色冲突既有客观的或环境的成分，也有主观的、体验的或心理的成分；客观的角色冲突主要指角色承担者所处环境中实际存在的、可以被证实的情况；而主观的角色冲突是角色承担者体验到的一种内部心理状态。[④]

里佐将角色冲突定义为关于角色期望的一致—不一致或者适应—不适应。他认为不适应或不一致可能导致以下几种形式的角色冲突：一是角色承担者自身的标准或价值观与规定的角色行为之间的冲突，这是一种个人角色冲突或角色内冲突；二是角色承担者的时间、资源或能力与规定的角色行为之间的冲突；三是一个人同时承担几种要求不同或行为不一致的角色，即角色超载，这是一种角色间冲突；四是期望与组织要求的冲突，包括不相容的

---

① ROBINSON O V. Telling the story of role conflict among Black nurses and Black nursing students: a literature review [J]. Journal of nursing education, 2013, 52 (9): 517 – 524.

② ONYEMAH V. Role ambiguity, role conflict, and performance: empirical evidence of an inverted-U relationship [J]. Journal of personal selling & sales management, 2008, 28 (3): 299 – 313.

③ SHELLEY C. Role overload, role conflict, and stress: addressing consequences of multiple role demands [J]. Social forces, 1989, 67 (4): 965 – 982.

④ PANDEY S, KUMAR E S. Development of a measure of role conflict [J]. International journal of conflict management, 1997, 8 (3): 187 – 215.

政策形式，或来自他人的相冲突的要求，或不相容的评价标准。①

2. 角色冲突的测量与量表开发

对角色冲突的测量随着研究的深入逐步定量化。里佐根据确定的角色冲突结构和角色模糊的维度，开发形成了包括 8 个条目的角色冲突量表（RHL量表）和 6 个条目的角色模糊量表②，并得到广泛的应用。但也有研究者对该问卷提出了疑问，认为问卷中的条目不足以囊括卡恩等人关于角色冲突内涵包含的所有情况；有的学者认为这两个变量具有高度相关性，测量的是否是两个独立变量还不确定③。还有学者提出要对量表的个别条目进行修改，如卡拉·史密斯（Carlla S. Smith）通过验证性因素分析认为角色冲突量表中的第八个条目是一个复杂条目，不止负载于一个因子，而且可信度较低；角色模糊量表中第三个条目的因子负荷和可信度也较低④。但后续使用了该量表的研究大部分报告了可接受的内部一致性系数，如苏珊·杰克逊（Susan E. Jackson）和兰德尔·舒勒（Randall S. Schuler）通过元分析对量表信度进行了分析，每个量表的内部一致性系数都达到了 0.79⑤。

除了 RHL 量表外，还有学者开发了专门针对角色冲突的量表。潘迪和库马尔根据要划分的角色冲突维度，开发形成了包括 30 个条目的量表，其中，13 条、9 条、8 条分别代表角色内冲突、角色间冲突、个人—角色冲突，内部一致性系数分别是 0.87、0.90、0.88。⑥ 该量表相较于 RHL 量表的角色冲突部分，其条目增加了 22 条，量表形成过程规范，表述也清晰全面，有着较高的可借鉴性。罗伯特·豪斯等人结合其他学者对 RHL 量表的问题分析，基于量表中的条目都要有压力赋值（负向）和舒适赋值（正向），以及内部取向和外部取向的原则，重新编制了一套包括 4 个因子 37 个条目的角

①② RIZZO J. Role conflict and ambiguity in comlex organizations ［J］. Administrative science quarterly, 1970, 15（2）: 150 – 163.

③ SHEPHERD C D, FINE L M. Scaling and measurement: role conflict and role ambiguity reconsidered ［J］. Journal of personal selling & sales management, 1994, 14（2）: 57 – 65.

④ SMITH C S, SCHMIEDER T R A. The measurement properties of the role conflict and role ambiguity scales: A review and extension of the empirical research ［J］. Journal of organizational behavior, 2010, 14（1）: 37 – 48.

⑤ JACKSON S E, SCHULER R S. A meta-analysis and conceptual critique of research on role ambiguity and role conflict in work settings ［J］. Organizational behavior and human decision processes, 1985, 36（1）: 16 – 78.

⑥ PANDEY S, KUMAR E S. Development of a measure of role conflict ［J］. International journal of conflict management, 1997, 8（3）: 187 – 215.

色冲突和角色模糊的量表。

因为角色压力的研究中也常常包含着角色冲突，因此，除单独的角色冲突量表之外，角色压力量表中通常也包含角色冲突的测量部分。乌达义·帕里克（Udai Pareek）扩充了角色压力框架，增加了几种面对组织角色问题的角色应激，开发形成了由 50 个条目组成的组织角色压力量表。[①] 该量表包含 10 种组织角色压力，分别是：角色内距离、角色停滞、角色期望冲突、角色侵蚀、角色超载、角色分离、个人不充足、自我角色距离、角色模糊、资源不充足。[②] 阿布舍克·舒克拉（Abhishek Shukla）开发的新印度角色压力量表，维度包括时间压力、工作焦虑、角色期望冲突、同事支持和工作生活平衡。[③]

本研究中使用的量表将以经典的 RHL 量表，以及潘迪和库马尔开发的角色冲突量表为基础，结合预调查反映出的临床教师所特有的角色冲突表现，和本研究对角色冲突的内涵界定及结构划分，形成医学院校临床教师角色冲突量表。

3. 角色冲突的影响因素

自卡恩等学者关于角色冲突和角色模糊的经典研究之后，对组织角色压力研究的关注持续增长，其角色事件模型提供了角色互动的理论框架，开创了角色冲突研究的新篇章，该模型用 9 个箭头涵盖了角色互动的过程，并强调了角色互动的影响因素：组织因素、人际因素、个体特征可用图 2 - 1 来表示。

---

① CHAUHAN A, PUNDIR A. Organizational role stress [J]. International journal of advanced research in management and social sciences, 2014, 3 (2): 154 - 171.

② SRIVASTAV A K. Coping with stress in organisational roles [J]. Indian journal of industrial relations, 2006, 42 (1): 110 - 128.

③ AKIOMI, INOUE, NORITO, et al. Development of a short questionnaire to measure an extended set of job demands, job resources, and positive health outcomes: the new brief job stress questionnaire [J]. Industrial health, 2014, 52 (3): 175 - 189.

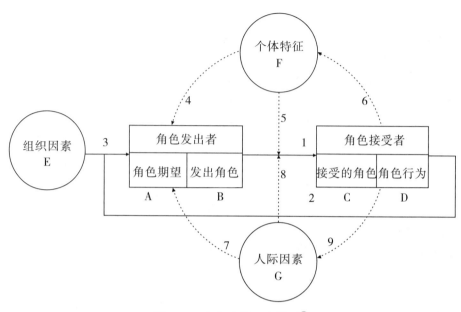

图 2 - 1　角色事件理论模型①

其中，箭头 1 表示角色发出的过程；箭头 2 表示角色发出者接收到与过往沟通符合程度的反馈过程，准备开始新的循环；箭头 3 表示特定的组织变量与角色期望之间的关系；箭头 4 表示某些个人特质倾向于引发或促进角色发出者的评价或行为；箭头 5 表示个体因素在角色发出、接受以及做出反应之间作为一个条件变量；箭头 6 表示角色行为对个性的效应；箭头 7 表示特定时间的角色期望，一定程度上依赖于角色发出者与角色接受者之间人际关系的质量；箭头 8 表示角色接受者会根据后续与角色发出者的人际关系对角色期望做出不同的解释；箭头 9 表示角色行为对双方的人际关系做出反馈并产生效应。

根据角色事件模型及相关文献，玛丽·范赛尔（Mary Van Sell）对角色事件理论模型进行了具体详细的描绘，并做了进一步拓展，如图 2 - 2 所示。

---

① KATZ D, KAHN R L. The social psychology of organizations ［M］. New York：John Wiley & Sons, 1978：204.

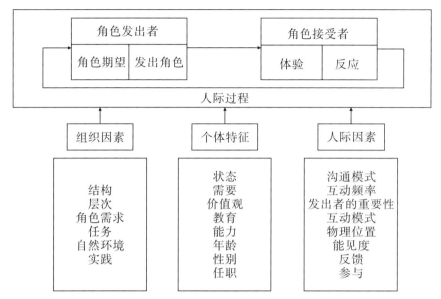

图 2 - 2　根据角色事件模型改编的修订模型

资料来源：Mary V S, et al. Role conflict and role ambiguity：integration of the literature and directions for future research［J］. Human relations，1981，34（1）：43 - 71.

（1）组织环境因素。

在组织层面对个体角色冲突影响的研究中，学者们基于组织环境理论、工作设计理论、组织管理、参与决策等理论和视角进行了深入研究，发现组织氛围、工作环境、管理行为、工作结构和参与决策等因素，对组织中群体的角色冲突水平有一定的影响。

一些学者从工作设计理论的视角切入，试图了解工作结构和工作过程如何影响个体的角色冲突，期望通过合理的工作结构和过程设计以降低角色冲突的水平。例如，美国康奈尔大学教授萨缪尔·巴卡拉克（Samuel B. Bacharach）等探讨了如何设计教师的工作使其角色压力最小化，为重构学校组织和重新设计教学工作，以确保减少教师的角色压力提供政策建议。

著名管理心理学家彼得·班贝格（Peter Bamberger）的研究发现，教师越感知到积极的管理，角色冲突水平越低，即管理的性质相比于管理者和监督者的互动更为重要；教师感知到团队效能的水平越高，角色冲突的水平越低；政策性问题的决策剥夺水平越高，角色冲突的水平就越高；在班级环境因素中，学生学习问题是影响角色冲突水平的最显著因素。而詹姆斯·莫里斯（James H. Morris）关于组织工作结构的研究发现，上下级关系范围、监管范围、形式化、参与决策对感知到的角色冲突有影响，其中，形式化、参与决策与角色冲突呈负相关。①

还有学者基于组织管理的角度，探讨什么样的管理行为对个体角色冲突产生影响。例如，肯尼斯·蒂斯（R. Kenneth Teas）对 116 名销售人员所感知的管理行为、角色压力和工作满意度之间关系的研究发现，管理行为与销售人员感知的角色压力是相关的。②

赛德·古比兹（Sait Gurbuz）等基于组织支持理论和社会交换理论探讨了组织支持对工作和家庭冲突的影响及工作负担过重在其中的调节作用，最终研究发现，组织支持与家庭对工作冲突和工作对家庭冲突均呈负相关，角色负担过重与上述两种冲突呈正相关。另外，在感知的组织支持和工作—家庭冲突之间，工作负荷过重并没有起到中介作用。③

以上研究都是探讨在同一个组织内部，工作结构和管理行为等对角色冲突水平的影响，而彼得·尼克尔森（Peter J. Nicholson）等研究了在两个不同的组织环境中组织结构变量与角色冲突的关系。

阿尔伯特·托瑞森（Albert M. Torressen）研究了个体感知到的角色冲突、角色模糊、努力—表现期望和组织因素中的参与决策、个人因素中的能力及工作满意度之间的关系，其中包括参与决策对角色冲突的影响，参与决策对角色冲突和工作满意度之间的关系的调节作用。

参与决策除了直接对角色冲突水平产生直接影响外，还通过其他因素对角色冲突产生间接影响。苏珊·杰克逊探索了参与决策对感知到的影响、角色冲突、角色模糊、个人和工作相关的沟通、社会支持、情感压力、工作满意度、旷工、离职意愿的影响。

（2）人际因素。

人际因素也是个体角色冲突的重要影响因素。有研究者发现在两个不同的组织环境中，人际关系变量将会起不同的作用。社会支持是个体承担工作角色过程中的重要影响因素。约翰·舍布瑞克（John Schaubroeck）等研究了和角色相关的工作条件与角色冲突、角色模糊的关系，他认为，对个体产生影响的社会支持主要是指来自于工作场所的社会支持，来源主要是同事和

① MORRIS J H, STEERS R M, KOCH J L. Influence of organization structure on role conflict and ambiguity for three occupational groupings ［J］. Academy of management journal, 1978, 22 (1): 58 - 71.

② TEAS R K. Supervisory behavior, role stress, and the job satisfaction of industrial salespeople ［J］. Journal of marketing research, 1983, 20 (1): 84 - 91.

③ GURBUZ S, TURUNC O, CELIK M. The impact of perceived organizational support on work - family conflict: does role overload have a mediating role? ［J］. Economic and industrial democracy, 2013, 34 (1): 145 - 160.

管理者。① 亚瑟·贝迪恩（Arthur G. Bedeian）运用相关性分析探讨了人际因素、工作相关因素和组织氛围因素与护士体验到的角色冲突以及角色模糊之间的关系。②

（3）个体因素。

角色冲突是在角色互动过程的各个环节中，由于不相容或不适应而产生的一种矛盾状态，在这个过程中，作为需要内化角色期望并做出角色行为的角色承担者，其个人相关因素也是产生角色冲突的重要原因，很多学者针对与个人相关的影响因素进行了研究。

米米·沃尔弗顿（Mimi Wolverton）等对美国大学院长角色冲突状况的研究发现，被调查的院长们的角色冲突没有因为性别等有显著性差别，而因为某些个人和组织变量有显著性的变化。③ 旺达·明尼克（Wanda D. Minnick）探讨了个人特征是否是安全专业人士角色冲突和角色模糊的显著预测变量，结果发现个体所扮演的角色越多，角色冲突水平越高；角色冲突水平并未随着工作年限的增加而降低。同时，那些最想改变工作中的权力和管理支持的研究对象，角色冲突水平显著高于其他人。④

除了直接对角色冲突产生影响的个体变量以外，某些个体特征作为调节变量对角色冲突的水平产生作用。关于引起角色冲突后果的中介变量或调节变量，学者们进行了多角度的研究。例如，认为具有低水平特征的人群，对成就、清晰度、自主性等要求较低的人，显示出不易受到角色冲突的影响。⑤另外，还有组织/职业水平、工作范围、任期、高阶需求强度等。迈克尔·弗洛内（Michael Florne）对个体的角色模糊容忍度作为角色压力的调节变量进行了元分析，结果发现，对角色模糊具有低容忍度的个体比高容忍度的个

---

① SCHAUBROECK J, COTTON J L, JENNINGS K R. Antecedents and consequences of role stress: A covariance structure analysis [J]. Journal of organizational behavior, 2010, 10 (1): 35 – 58.

② BEDEIAN A G, ARMENAKIS A A, CURRAN S M. The relationship between role stress and job-related, interpersonal, and organizational climate factors [J]. Journal of social psychology, 1981, 113 (2): 247 – 260.

③ WOLVERTON M, et al. The impact of role conflict and ambiguity on academic deans [J]. Journal of higher education, 1999, 70 (1): 80 – 106.

④ MINNICK W D M. Organizational and personal characteristics that influence role conflict and role ambiguity in the safety professional [D]. Indiana: Indiana University of Pennsylvania, 2012: 4.

⑤ TIDD S T. Conflict style and coping with role conflict: an extension of the uncertainty model of work stress [D]. Nashville: Vanderbilt University, 2001: 13.

体认为压力事件具有更低的威胁性；相比较低角色模糊容忍度的群体，在高角色模糊容忍度的群体中，角色模糊与压力结果之间的关系更强。

心理控制源被认为是个体相对稳定的个性特征，即"一个人相信他可以控制自身命运的程度"①。心理控制源分为内部心理控制源和外部心理控制源，内部指能够掌握自己命运；外部指对自身命运没有方向性的控制，感觉自己对于外界环境是被动的角色。苏珊·杰克逊和兰德尔·舒勒通过元分析发现对角色压力的体验与外部心理控制源呈正相关。那些具有内部心理控制源的个体，当面对冲突的角色期望时，更多地会依赖于自我定义角色，以形成自己的角色期望；另外，具有内部心理控制源的个体，相比外部心理控制源，角色冲突和模糊与消极的工作结果之间的关系更弱。②

个体在面对角色冲突这样的压力源时，总是会自觉或不自觉地采取各种应对措施，冲突应对也是国外角色冲突研究领域的重要内容，个体在应对冲突时会采取不同的方式，不同的应对方式对角色冲突的影响又会继续影响下一轮的角色互动。德尼斯·罗通多（Denise M. Rotondo）等运用来源于美国中年调查（Midlife in the United States，MIDUS）的部分研究数据，探索了四种一般的应对风格、工作对家庭冲突、家庭对工作冲突，以及家庭促进工作便利的关系。四种不同风格的应对方式分别是聚焦情感的两种应对形式：认知重新评估和积极思考；聚焦问题的两种应对形式：直接行动和寻求建议。研究发现直接行动与较低水平的家庭对工作冲突相关，与工作对家庭冲突不相关；寻求建议与工作对家庭冲突不相关，与较高水平的家庭对工作冲突显著相关；积极思考与两种冲突都不相关；认知重新评估与工作对家庭冲突不相关，但是与较高水平的家庭对工作冲突显著相关。③

（二）国外关于大学教师角色冲突的研究

国外对角色冲突的研究中，大学教师群体也受到了一定的关注，目前国外学者对大学教师角色冲突研究文献的观点主要集中如下。

---

① SUKKYUNG, et al. Role stress revisited: Job structuring antecedents, work outcomes, and moderating effects of locus of control [J]. Educational management administration & leadership, 2014, 42（2）：184 – 206.

② JACKSON S E, SCHULER R S. A meta-analysis and conceptual critique of research on role ambiguity and role conflict in work settings [J]. Organizational behavior and human decision processes, 1985, 36（1）：16 – 78.

③ KINCAID J F, HERATY N, ROTONDO D M. Conflict, facilitation, and individual coping styles across the work and family domains [J]. Journal of managerial psychology, 2008, 8（5）：484 – 506.

1．大学教师角色冲突水平的现状

大学教师的职能随着大学功能的演变逐渐多样化，约翰·舒尔茨（John Schulz）认为，大学教师除了所在组织给予他们的教师身份以外，他们需要在更广泛的学术社区内发挥自己的专业责任，承担研究、出版、咨询等职责，面对着角色冲突。[①] 因为大学职能的扩展，克里斯托弗·欧朋（Christopher Orpen）较早关注到大学教师已经不再仅仅是一名教师，研究、管理和促进学生的发展成为大学教师的重要职责，而这些职责的要求存在不相容的情况，因此，大学教师不可避免地面临高水平的角色冲突。[②] 一项对印度南部哥印拜陀区 168 所社区工程学院教师角色压力的调查结果表明，大学教师角色冲突水平排在了所有 10 个角色压力中的第 4 位。欧朋还重点比较了男性教师和女性教师在重要的应激和组织角色压力因素等方面的差异，男性教师和女性教师的角色冲突水平没有差异。另外，角色冲突对总的角色压力的影响在男性教师和女性教师中，都排在了第 2 位。还有研究发现大学内不同人群之间的角色冲突水平不完全相同。例如，教授体验的角色冲突低于其他人群，助理教授体验的角色冲突水平高于其他层次的人群；在高等教育机构工作少于 8.5 年的系主任角色冲突水平高于其他较长时间的系主任；没有获得终身教职的系主任角色冲突水平高于其他系主任；在学术行政岗位上工作少于 4.6 年的系主任角色冲突水平高于工作时间多于 4.6 年的系主任。[③]

2．大学教师角色冲突的影响因素

组织是个体生存的环境空间，因而组织的内部工作环境可能对组织成员的角色冲突产生一定的影响。约翰·舒尔茨认为除了和教学、研究相关的压力源外，大学内部更加正规化和官僚化的管理结构也可能引起大学教师的角色冲突和角色模糊。

除了组织因素以外，个性特质也对大学教师的角色冲突产生了一定的影响。贾伊·高勒佩德（Jai Ghorpade）等调查了美国加利福尼亚州一所大型州立大学的 263 名教师，探讨个性作为角色冲突、角色模糊和职业倦怠之间

① SCHULZ J. The impact of role conflict, role ambiguity and organizational climate on the job satisfaction of academic staff in research – intensive universities in the UK [J]. Higher education research & development, 2013, 32 (3)：464 – 478.

② ORPEN C. How much role conflict is there in the job of university lecturer? An international comparison [J]. Research in higher education, 1982, 17 (4)：321 – 332.

③ ROBIN, SCHAFFER. Role conflict in academic chairpersons [J]. Otjr occupation, participation & health, 1987, 7 (5)：301 – 313.

关系的调节变量，结果发现，受访者们经历了较高水平的角色间冲突及多重角色造成的时间与精力冲突；通过对两种角色强有力的承诺；学术社区的行政支持，尤其是在职业生涯早期；以及有效的时间管理、放松策略等个人应对机制可以避免发生倦怠。①

（三）国外关于临床教师角色冲突的研究

国外医学教育界对临床教师的研究起步较早，研究成果也较丰富。一方面，与国外医学教育优良的学术传统有关；另一方面，国外医学教育改革开展较早并逐步深入，临床医生的教学压力日益增加。临床教师作为医学院校中的特殊群体，其工作压力和角色冲突很早就引起了医学教育研究者们的关注，相关研究成果可以归结为以下几个方面。

1. 临床教师角色冲突的现状

角色冲突、角色模糊和角色负荷过重等是引起临床教师角色压力的重要来源。哈登的研究关注了临床教师的工作压力，他认为角色冲突是引起临床教师压力的重要原因之一。② 苏莱曼·艾哈迈迪（Soleiman Ahmady）等运用组织角色压力量表（The Organizational Role Stress Scale，ORSS）调查了伊朗 3 所不同层次医学院校的 349 名医学院的教师，结果发现，教师的角色压力较高，主要的角色压力和冲突的形式是角色负荷过重、角色期望冲突、角色间距离、资源不充足、角色停滞和角色隔离。另外，基础学科的教师角色压力低于临床部门的教师，教授的压力低于其他学术等级的教师。③ 玛里琳·厄尔曼（Marilyn H. Oermann）运用角色紧张量表调查了来自 20 个美国中西部副学士和学士学位项目的 226 名全职或兼职临床护理教师，研究发现，具有博士学位的临床护理教师角色压力最大，因为相对其他层次的护士，他们需要承担更多的科研任务；全职教师除了角色无能维度外，其他维度的压力，包括角色冲突、角色模糊、角色负荷过重、角色不协调，都显著高于兼职教师；另外，所教学生是学士学位项目二年级的教师角色压力

① CONNER C，BOHAN C H. Social studies teacher – athletic coaches's experiences coping with role conflict R2 ［J］. Journal of educational research and practice，2018，8（1）：54 – 71.

② HARDEN R M. Stress，pressure and burnout in teachers：Is the swan exhausted？［J］. Medical teacher，1999，21（3）：245 – 247.

③ AHMADY S，CHANGIZ T，MASIELLO I，et al. Organizational role stress among medical school faculty members in Iran：dealing with role conflict ［J］. Bmc medical education，2007，7（1）：14.

最大。

　　作为医学院校特殊临床教师群体，住院医师也经历着学习者、教师和医生的角色冲突。一项质性研究通过访谈了解到住院医师的角色冲突体现在：①作为学习者，他们也有情感支持和学习的需求，但还是要承担教育实习生的职责，尽管自身掌握的知识和技能并不牢固；②作为团队领导者，他们要确保实习生完成工作，并花费时间教会他们；③作为临床医生，他们首要的职责是满足患者的需求，实习生的学习需求是次要的。① 另外，还有一些文献关注到临床医生的工作和家庭间冲突。

　　2. 临床教师角色冲突的表现与原因

　　角色冲突的表现因其原因不同而呈现出不同形式。艾哈迈迪通过对医学教师的角色压力研究发现，最大的角色相关压力和冲突形式包括：太多的任务和日常工作负担；同事和上级之间的需求相互冲突；来自于个人和组织不同角色的不兼容的要求；没有充足的资源以充分完成角色表现；能力不足以应对角色要求；自主性不够；利用不足的感觉。② 这些最终都会引起临床教师的角色冲突。因为个体遭遇的角色冲突形式多样化，其原因也是不尽相同，有的是因为多方对角色的期望有矛盾，例如，临床护理教师感受到的角色冲突来自于和学生、患者、同事以及大学的关系。他们在与学生和患者的互动中产生道德困境，他们有时候要在保护谁的利益时发生矛盾。另外，在教学中作为教师和作为临床护士的冲突，临床教学鼓励一种经验性学习，犯错误是不可避免的。而在医院环境中，保证患者安全在任何情境下都是首要的，这就在教师和护士角色之间形成了一种紧张。③

　　还有的角色冲突是由于各种原因导致的教师完成角色表现的能力不足，哈登认为，医学教育对教师的角色期望与教师个人能力之间的矛盾引发了教师的角色冲突。例如，在过去，教师主要从学科的角度关注他们的教学内容，随着新的教育方法和策略被广泛使用，如整合式教学、以问题为基础的学习、社区导向的教学、核心课程等，这些都要求教师适应他们未适应的角

---

① YEDIDIA M J, SCHWARTZ M D, HIRSCHKORN C, et al. Learners as teachers [J]. Journal of general internal medicine, 1995, 10 (11): 615 –623.

② AHMADY S, CHANGIZ T, MASIELLO I, et al. Organizational role stress among medical school faculty members in Iran: dealing with role conflict [J]. Bmc medical education, 2007, 7 (1): 14.

③ DUKE M. Clinical evaluation – difficulties experienced by sessional clinical teachers of nursing: a qualitative study [J]. Journal of advanced nursing, 2006, 23 (2): 408 –414.

色。由于不清楚教师具体的职责和对他们的期望，角色模糊也经常伴随着角色冲突，因此，哈登建议特殊培训是必要的。[①] 马克辛·杜克（Maxine Duke）通过对兼职的护理临床教师进行访谈，了解到被访谈者在处理护士、教师、照顾者身份时存在角色冲突，他们缺乏教育准备以应对复杂的教学角色，特别是在对学生学业成功做出最后评价时。[②] 还有一些角色冲突源于临床教师承担过重的工作负担。一是医学生人数在增加，而教师的人数并未增加；二是教学工作量的增加；三是医学生早期接触临床，使得临床课程提前了。另外，由于实施健康照顾的类型发生了改变，导致用于临床教学的传统资源在减少。

3. 临床教师角色冲突的影响因素

目前检索到的关于临床教师角色冲突影响因素的实证研究文献较少，主要研究的是护理教师的角色冲突，分析了组织氛围、培训经历对临床护理教师角色冲突的影响。丹尼斯·戈姆利（Denise K. Gormley）和苏珊·肯纳利（Susan Kennerly）通过在线问卷调查了来自美国 45 所大学的护理学院的护理教师，探讨组织氛围、角色冲突和模糊、工作角色平衡以及组织承诺之间的关系，研究发现，组织氛围中的体谅、亲密和强调产出均与角色冲突水平呈负相关，且随着角色冲突和角色模糊水平的提高，组织承诺的各维度水平均下降。[③]

（四）国外文献研究总结和评述

通过对国外角色冲突、大学教师角色冲突和临床教师角色冲突研究文献的梳理和总结发现：

第一，现有文献关于角色冲突的内涵、结构、测量、影响因素方面的研究成果非常丰富，包括基于各种理论和视角、各种概念模型和理论框架，这些可以为本研究提供充分的理论基础和丰富的资料来源。但是，现有文献中对角色冲突的分析，特别是影响因素分析，没有划分为更细致的结构或维

① HARDEN R M. Stress, pressure and burnout in teachers: Is the swan exhausted? [J]. Medical teacher, 1999, 21 (3): 245 – 247.

② DUKE M. Clinical evaluation – difficulties experienced by sessional clinical teachers of nursing: a qualitative study [J]. Journal of advanced nursing, 2006, 23 (2): 408 – 414.

③ GORMLEY D K, KENNERLY S. The influence of work role and perceptions of climate on faculty organizational commitment [J]. Journal of professional nursing, 2010, 26 (2): 108 – 115.

度，而不同类型的角色冲突，其原因、影响因素和应对等都是不同的，这也是本研究想要深入挖掘和分析探讨的内容。

第二，根据目前的文献综述，国外对于临床教师角色的研究起步较早，成果也非常丰富，这与医学教育研究开展较早且系统成熟有关。国外研究者在临床教师角色冲突的研究方面取得了一些具有借鉴意义的研究成果，但研究对象通常局限于某一所医学院或几所教学医院，缺乏较大规模地对临床教师角色冲突的调查与分析。

第三，现有医学院校临床教师角色冲突的文献中，缺乏深入探讨角色冲突影响因素的实证研究。由于所处的工作环境和所承担的角色性质不完全相同，不同人群面对的角色冲突影响因素也有所不同，通过上文所述，很多研究表明，在不同人群中，同一个因素与角色冲突水平之间的关系也不完全相同。因此，针对其他人群角色冲突的研究可以为临床教师角色冲突研究提供借鉴，但是，基于每个角色背后都有其独特的场域特征和丰富的文化背景，临床教师角色冲突影响因素研究有着广阔的值得探索的空间。在目前关于角色冲突影响因素的文献中，影响因素主要包括组织环境中的工作结构、管理行为、参与决策等，人际互动因素中的社会支持、团队互动等，还有心理控制源、模糊容忍度以及个人特征变量在内的个人相关因素。临床教师工作特点的角色冲突影响因素有哪些，这将是本研究重点探讨的对象。

第四，现有文献主要着眼于角色冲突的某一个或某一类影响因素，没有整合对角色冲突可能产生影响的多个层面的多个因素，正如玛丽·范赛尔在综述了角色事件模型及其相关文献的基础上，认为体验的角色冲突是工作内容、领导行为和组织结构等多方面因素复杂的相互作用的结果，提出了对未来角色冲突和角色模糊影响因素研究的建议，即整合其他的理论视角，进行纵向的、实验性的多变量的设计。[1] 因此，本研究欲将多个变量纳入临床教师角色冲突影响因素的模型中，对影响临床教师角色冲突的多方面因素进行实证研究。

第五，在研究方法方面，过往的研究者主要运用量化研究的方法确定这些因素与个体角色冲突之间的关系，并基于理论对各因素具体的影响机制进行了探讨，这也是该类研究主要的研究范式。然而，这样的研究缺乏质性研究及混合研究方法的运用，对各影响因素背后蕴藏的意义缺乏较为深入的探讨，而且某些影响因素并非都能以量性研究一概而论，这也是本研究可以进一步探索的切入点，因为丰富的生活故事将会更好地帮助我们理解个体面对

---

① Mary V S, et al. Role conflict and role ambiguity: integration of the literature and directions for future research [J]. Human relations, 1981, 34 (1): 43–71.

角色冲突的遭遇，阐释角色冲突多方面的影响因素。

二、国内相关研究综述

（一）国内关于角色冲突的研究

国内对于角色冲突研究的人群涉及教师、护士、职业女性、大学校长、法官、新闻发言人等。国内学者对角色冲突及其影响因素的研究主要集中在以下几个方面。

1. 角色冲突的内涵和结构

国内对于角色冲突内涵和结构的研究也是基于国外对角色冲突的研究基础。张人杰认为，角色冲突分为两个层次：第一个层次在角色扮演者本人的角色系统之内，第二个层次在本人的角色与其他行动者的角色之间。[①] 任初明认为，角色冲突是指在扮演一个或同时扮演几个不同的角色过程中，个体被要求扮演与他们的价值系统不一致或由于受角色条件限制而无法同时满足不同的角色要求而导致的内心冲突或矛盾状态。角色冲突可分为角色间冲突和角色内冲突两类。任初明通过对国内大学院长角色冲突现状的实证研究，在对大学院长角色冲突进行因子分析的基础上，归纳出要求期望和资源供应两类因子，前者反映的是不同群体的角色期望或角色要求的不一致而引发的角色冲突，后者反映的是院长角色扮演过程中因角色资源不足而引发的角色冲突。[②] 董泽芳认为教师的角色冲突可分为两种基本类型：一是角色内冲突，二是角色间冲突。角色内冲突即个体在扮演某一社会角色时，角色自身产生的冲突；角色间冲突是指个体同时承担多种角色而引起的冲突。[③] 韦有华认为教师的角色冲突有以下两类：一是教师角色间冲突，包括教师的权威与朋友角色的冲突，教员与父母角色的冲突，模范公民与自由个体角色的冲突；二是教师的角色内冲突，包括学校以外不同角色期望带来的冲突，学校内部各个方面不同的角色要求带来的冲突，教师的自我评价和外界评价不一致导致的角色冲突，教师对所扮演角色的不认同和必须履行角色义务的冲突，教师现有的学历、职称、教育教学能力不能满足当前教育发展对教师提出的角色要求，即教师的现实的角色行为水平和教师理想的角色要求和期待之间存

①　张人杰. 教师角色冲突解决方法的教育社会学研究之批判 ［J］. 华东师范大学学报（教育科学版），2007（4）：12 – 20.

②　任初明. 我国大学院长的角色冲突研究 ［D］. 武汉：华中科技大学，2009.

③　董泽芳. 论教师的角色冲突与调适 ［J］. 湖北社会科学，2010（1）：167 – 171.

在着冲突。①

除了上述结构分析外，还有学者把角色冲突的结构分为三类。熊德明在进行大学教师角色冲突的实证研究时，从角色内冲突、角色间冲突和角色外冲突三个层面建构分析框架。其中，角色内冲突是指发生在角色扮演者所扮演的同一个角色内部的矛盾；角色间冲突是指发生在同一个角色扮演者所扮演的不同角色之间的冲突；角色外冲突是指发生在两个或两个以上角色扮演者之间的角色冲突。②

2. 角色冲突的原因和影响因素

国内关于角色冲突原因和影响因素的分析大致可以分为四种研究视角：社会环境、文化的视角；组织行为学视角；基于角色本身的特点；个体自身因素和个性特质。

（1）从社会环境、文化的视角进行分析。

个体所处的社会环境、文化特点是影响角色行为的重要因素。丛志杰分析了社会转型时期，我国职业女性面临的双重角色压力，包括职业角色和家庭角色。其中，职业角色面临的角色冲突主要表现在：职业岗位与职业兴趣的矛盾；职业要求与自身素质的矛盾；职业角色期待与职业角色实现的矛盾。丛志杰认为，造成这些角色压力和角色冲突的主要原因是传统的家庭制度、价值观念的影响；社会中普遍存在的性别意识薄弱现象。③涂又光将整个社会分为政治领域、经济领域和文化领域。政治领域的本质是追求权力；经济领域的本质是追求利润；文化领域的本质是追求真理。赵映川基于涂又光的社会领域理论，对我国大学校长的角色冲突进行了分析。他认为大学校长存在政治人、经济人和文化人三种角色身份。由于每一种角色追求的价值观念和遵循的游戏规则的不同，必然存在着各种角色之间的冲突。④

（2）组织行为学视角。

从组织行为学视角出发，分析个体所在的组织因素对角色冲突的影响，也是角色冲突研究中多见的。例如，任初明系统研究了我国大学中院长的角

① 杨秀玉，孙启林. 教师的角色冲突与职业倦怠研究［J］. 外国教育研究，2004，31（9）：10－13.

② 熊德明. 大学教师角色冲突现状的实证研究［J］. 黑龙江高教研究，2013，31（5）：7－10.

③ 丛志杰. 对我国社会转型时期职业女性角色冲突问题的几点思考［J］. 内蒙古大学学报（人文社会科学版），2001，33（6）：37－40.

④ 赵映川. 我国大学校长角色冲突研究：基于涂又光先生的社会领域理论［J］. 湖北社会科学，2013（6）：177－180.

色冲突，认为大学院长感受到的角色冲突通常受多重因素共同影响，并且从环境、学校组织特性、角色属性、个体人际关系四个方面全面分析了影响大学院长群体角色冲突的因素。① 刘哈兰从组织与个体两个层面分析了高校"双肩挑"干部的角色冲突。② 李志雄认为城镇普通中学教师普遍存在的角色内冲突是知识传授者角色与学习促进者、课程创造者角色之间的冲突，其原因主要是教师角色定位模糊、教师角色转换遭遇阻滞、教师角色发展被归限。③

（3）基于角色本身的特点及其影响因素。

任初明认为角色本身的特点，包括角色间的依赖性、跨边界工作者工作特点、过重的角色量负荷、角色资源约束等是影响大学院长角色冲突的重要因素。④孙海涛和邢鸿飞基于角色需求—资源模型对南京市481名成年独生子女和204名成年非独生子女关于工作与生活角色冲突开展调查，分析了独生子女工作与生活的角色冲突水平及其影响因素。⑤

（4）个体自身因素和个性特质。

个体相关因素在个体感知角色冲突中也较大地影响了个体的角色冲突水平。刘秋颖、苏彦捷的研究发现，角色冲突与中国人人格量表中的3个综合维度、2个性别角色类型、7个大因素均呈显著相关，具体表现在事物指向（综合维度）、外向性（大因素）、合群（小因素）、耐性（小因素）这些特点对个体经历的工作压力源中的角色冲突有显著积极影响；而男性化（性别角色类型）、情绪性（大因素）、爽直（小因素）这些特点对个体经历的工作压力源中的角色冲突有显著负面影响。⑥ 任初明通过分析大学院长的角色冲突，认为个人因素也是重要的影响因素，如学术取向的工作价值观、个体人格特质、人际关系等。⑦

①④⑦ 任初明. 大学院长的角色研究 ［M］. 北京：教育科学出版社，2013：131 - 188.

② 刘哈兰. 高校"双肩挑"干部的角色冲突：原因及其消解 ［J］. 现代教育科学，2010（9）：65 - 68，5.

③ 李志雄. 被规限的教师：角色转换的阻滞——冲突论视阈下中学教师角色内冲突的成因探析 ［J］. 天津市教科院学报，2011（4）：61 - 63.

⑤ 孙海涛，邢鸿飞. 工作与生活：成年独生子女角色冲突的影响因素分析——以南京市为例 ［J］. 中国青年研究，2014（10）：61 - 67.

⑥ 刘秋颖，苏彦捷. 个体工作压力源中的角色冲突与其人格的关系 ［J］. 西南师范大学学报（人文社会科学版），2005，31（5）：17 - 22.

（二）国内关于大学教师角色冲突的研究

1. 大学教师角色冲突的现状及各类型教师的比较

很多学者在研究大学教师角色冲突时，基于大学的三种职能界定大学教师应承担的角色，分析大学教师在履行这些角色义务时产生的冲突，从实证或理论的角度阐述大学教师角色冲突的现状以及不同类型的教师角色冲突的差异。景安磊等对山西省6所普通高校共1 300名高校教师的职业任务特征、紧张反应及应对资源进行研究，结果显示高校教师职业任务特征和紧张反应高于常模，而其中紧张反应中一个重要的维度就是角色冲突，并且在不同任教年限、不同教育程度、不同职称之间有着显著差异。[①] 熊德明认为大学教师角色冲突指大学教师在扮演教育者、研究者、服务者和社会批评者等角色时产生的角色行为与角色认知或角色期待不协调状态的内心体验。[②] 李云鹏认为，由于对大学教师三种角色，即教育者、研究者和服务者的错误定位和不合理的制度约束，造成大学教师在这三种角色之间的选择困境和角色冲突。大学教师角色已经发生了本末倒置的错位，角色之间出现了严重冲突，研究者、社会服务者角色占据了主导地位，而教师真正应该扮演的教育者角色则被置于边缘。[③]

汪馨兰等人从大学教师知识分子身份的角度阐述，大学教师既以专业知识分子的身份活跃于教育专业场域内，又在社会公共场域中扮演公共知识分子角色，两种角色并非决然分开，而是相互交织的，"专业性"与"公共性"的碰撞是大学教师角色冲突的表现。[④] 韩小敏等人认为，大学教师在从教的过程中扮演着社会成员、学校教师、社会化承担者的教师以及社会化承受者的个人，这四个角色在社会化过程中承担的具体内容不一样，且这些角色本身由于不同的职业理想、社会期盼、社会文化等因素的影响，有不一致性。大学教师这一职业相比于其他职业来说，角色本身存在着相互背离的价值取向，而且还存在着多重角色的不断转换，内在价值选择的不同使大学教师的职业生涯存在很多的悖论选择。

[①] 景安磊，王羽佳，张飞. 高校教师职业紧张和影响因素分析：基于山西高校教师的实证研究 [J]. 教师教育研究，2013，25（4）：37－44.

[②] 熊德明，刘伦钊. 大学教师角色冲突的自我调适策略探析 [J]. 湖北文理学院学报，2013，34（4）：84－88.

[③] 李云鹏. 论大学教师的角色冲突 [J]. 教育学术月刊，2012（4）：47－50.

[④] 汪馨兰，戴钢书. 论大学教师社会角色的建构与重塑：基于专业知识分子与公共知识分子的研究视野 [J]. 河南广播电视大学学报，2011，24（3）：62－64.

近年来，还有很多学者基于大学社会服务职能的深化以及大学与社会日益亲密的背景，分析研究型大学教师因学术创业产生的角色冲突，包括创业者与教育者间的冲突、创业者与研究者间的冲突等。① 因兼职兼薪过程中的多重角色而产生的角色冲突，表现为责任冲突和利益冲突。②

还有一些学者关注了高校教师中的一些特殊群体。学者李枝秀等基于布尔迪厄场域理论视角，分析了高校应用学科专业教师的角色冲突，由于身处教育教学场域、科学研究场域、专业实践场域的交集之处，引发了知识传递者和研究者的角色冲突，专业实践者角色遭遇漠视和角色期待多元化冲突。③何婷婷对高校新任教师的角色特点进行分析，认为新任教师存在角色期待与角色实现之间的冲突、工作实际需要与个人真实能力之间的冲突、职业角色与社会角色之间的冲突、管理者与服务者之间的角色冲突。④ 曹爱华关注了高校女教师群体的工作—家庭角色冲突。高校女教师因承担着社会角色和家庭角色的双重角色，其角色冲突集中表现在家庭角色抑制了社会角色上。另外，高校女教师的角色冲突有日渐凸显的趋势，并呈现出以下特征：高校女教师首先面临的是晚婚晚育和继续深造提高业务水平的矛盾；家庭角色职能复杂化与高校女教师工作性质特殊性之间的矛盾；有限的经济条件抑制了高校女教师在事业上的发展，加剧了双重角色冲突；中青年女教师健康水平下降直接妨碍她们朝更高的学术目标冲刺。⑤

2. 大学教师角色冲突的内在成因

关于大学教师角色冲突的原因来源或影响因素，众多学者从多角度进行了理论分析。李云鹏认为，大学教师角色冲突的实质有两个方面：一是三种文化理念的冲突，即教学文化、科研文化和服务文化；二是现代大学制度自身存在冲突，即大学教师的评价机制、大学职能的分类与调适不能满足社会的要求。⑥ 熊德明认为文化冲突是诱发大学教师角色冲突的深层原因。在教

---

① 殷朝晖，李瑞君. 研究型大学学术创业者的角色冲突研究［J］. 教育发展研究，2017，37（Z1）：49－55.

② 吴合文. 高校教师兼职兼薪的角色冲突与制度设计［J］. 教育研究，2017，38（12）：104－111.

③ 李枝秀，余雯婧. 场域理论视角下高校应用学科专业教师角色的冲突及重构［J］. 教育理论与实践，2017，37（9）：33－35.

④ 何婷婷. 高校新任教师的角色冲突与角色适应［J］. 中国成人教育，2013（21）：48.

⑤ 曹爱华. 高校女教师的角色冲突与协调发展［J］. 高教探索，2008（5）：122－125.

⑥ 李云鹏. 论大学教师的角色冲突［J］. 教育学术月刊，2012（4）：47－50.

师文化与学生文化冲突方面，表现为师生思想观念上的冲突和行为方式上的冲突；在学术文化与管理文化冲突方面，表现为平等型学术文化与等级型管理文化冲突、自由型学术文化与控制型管理文化冲突、包容型学术文化与统一型管理文化冲突、自律型学术文化与他控型管理文化冲突等；在大学合并升级过程中表现出不同校区文化之间的冲突和升级后两种新旧教育层级之间的文化冲突等。①

学者吕素珍从大学教师角色背后隐含的高等教育哲学观角度进行阐述，认为教育者角色、学者角色和知识分子角色是大学教师在职业活动中最主要的三种角色，从角色本身角度讲，大学教师职业角色冲突产生的原因主要是不同的高等教育哲学观导致大学教师多重角色冲突。教育者角色是"人本论"的高等教育哲学观在大学教师角色观上的反映，学者角色是"认识论"的高等教育哲学观在大学教师职业角色观上的具体体现，知识分子角色是"政治论"的高等教育哲学观在大学教师职业角色观上的具体化。②

还有学者认为环境因素、人际关系因素、组织因素共同影响我国大学教师的角色冲突。朱沛沛分析发现，环境因素方面，大学短时期内增加了发展科学、为社会服务两大职能，使大学教师承担的角色复杂化，引发并逐渐激化了角色内冲突；人际关系因素方面，政府、高校通过单向沟通模式向教师传递角色期望，引发并加剧角色内冲突与角色间冲突；组织因素方面，逐渐觉醒的学术权力力图在大学内部权力结构中获得独立地位，引发角色外冲突。时广军基于社会风险论视角，认为高校青年教师的角色冲突主要源于当下社会场域：后现代性危机，学校场域：逻辑认同的困惑，人际场域：信任系统的矛盾，个人场域：本体性安全缺失的变化。③

时间、行为方式与立场各异也激发了大学教师多重角色冲突。余利川等通过探索行政与学术权威互动逻辑与角色转换路径后发现，造成角色冲突的主要原因是院长要面临行政与学术"双料"考核和院长职位集聚双重权责。④ 教学与科研分别代表大学教师教育者和学者角色最典型的性质不同的行为方式，个体在扮演两种角色的时间上也存在冲突。另外，学者的角色立场

① 熊德明. 文化冲突：大学教师角色冲突的深层诱因分析 [J]. 湖北文理学院学报，2013，34（12）：70 – 73.

② 吕素珍. 论大学教师角色冲突的内在成因及其解决策略 [J]. 湖北社会科学，2013（7）：161 – 164.

③ 时广军. 高校青年教师的角色冲突：社会风险论视角 [J]. 江苏高教，2017（9）：54 – 58.

④ 余利川，段鑫星. 行政与学术："双肩挑"院长角色冲突的扎根研究 [J]. 复旦教育论坛，2018，16（1）：72 – 78.

与行为方式不同于知识分子角色立场与行为方式。教育者角色与知识分子角色在文化道德上的差异与矛盾也是产生大学教师多重角色冲突的又一因素。①

鲁小彬调查了武汉地区在职大学教师心理压力和困惑的现状和来源，发现大学教师因社会角色冲突带来心理压力和困惑的程度相对较高。"知识分子的良心"和"面对市场经济的物质诱惑"的矛盾是当代转型期知识分子所面临的一个难解之结，也是大学教师内隐性的角色冲突。兼任多种知识人社会角色的大学教师存在严重的时间与精力不足的问题，易造成心理紧张与压力。

传统伦理文化与现代新价值观的冲撞是造成高校女教师角色冲突的主要原因；归属需要与自我实现需要的矛盾是高校女教师角色冲突产生的心理动因；角色期待与角色能力的差异是高校女教师角色冲突产生的现实根源。②此外，引起女性教师家庭与事业、教学与科研两个方面的角色冲突的原因，除了教师自身的生理特质、角色定位和期望值、承担双重角色的精力和能力不同外，还在于一方面受到文化因素和社会性别观念的影响，另一方面受到所在高校的人事改革政策和教师评价制度的强烈影响。③ 还有学者分析，权益保护机制以及管理体制不完善是民办高校女教师产生角色冲突的主要成因。④

3. 大学教师角色冲突的消解

关于大学教师角色冲突的调适、消解，现有文献主要从宏观的社会环境、中观的学校制度、微观的个人角度三个层面展开。李云鹏主要是从中观学校层面的现代大学制度建设、教师的评价机制以及大学文化的共生和谐提出化解角色冲突，包括实现学术自由与大学共治；对教师不同定位，进行分类评价；正视冲突带来的积极影响，将大学教师的角色冲突控制在合理的范围内，探索和构建大学和谐的文化，追求最大的综合效益。⑤

李枝秀等学者针对高校应用学科专业教师因身处不同专业场域引起的角色冲突，提出角色重构的基本路径：一是提高专业教师的实践性知识，二是

---

① 吕素珍. 论大学教师角色冲突的内在成因及其解决策略 [J]. 湖北社会科学，2013（7）：161－164.

② 曹爱华. 高校女教师的角色冲突与协调发展 [J]. 高教探索，2008（5）：122－125.

③ 周萍. 大学女性青年教师的角色冲突分析：社会性别视角下对 A 大学的质性研究 [J]. 高校教育管理，2016，10（3）：99－105.

④ 刘燕. 民办高校女教师角色冲突的表现、成因及纾解对策 [J]. 北京城市学院学报，2017（1）：68－71.

⑤ 李云鹏. 论大学教师的角色冲突 [J]. 教育学术月刊，2012（4）：47－50.

促进专业教师的资本获得与资本转化，三是重构专业教师专业发展评价体系。① 针对女性教师的角色冲突，周萍建议高校应开展对女性青年教师充满人文关怀的人事改革制度，发挥"教学和科研并重"教师评价制度的引领作用，开展有利于女性青年教师提升教学和学术能力的发展项目。②

吕素珍提出，适宜的大学教师管理制度是大学教师协调发展三重职业角色的重要外部保障。从根本上转变大学观和大学教师评价观，把引导和促进大学教师发展放在大学教师管理制度设计的首位，是大学教师协调发展三重职业角色的重要条件。另外，从大学教师个人角度，增强角色认知进而自我调适多重角色冲突是大学教师协调发展三重职业角色的根本策略。③

熊德明主要从教师自我调适的角度提出缓解大学教师角色冲突的途径，包括强化角色意识，增强角色扮演的责任性，增强育人意识、求真意识、批判意识和服务意识；培育角色情感，提高角色扮演的自觉性；通过树立职业理想，强化职业荣誉感，深化成就感，克服过分功利思想，心情愉悦地投身到教学和科研之中；提高角色技能，提升精深的专业知识、广博的文化知识和扎实的教育科学知识，确保角色扮演的实效性；准确定位角色，在角色定位中坚持相互融合的观点，在角色定位中坚持动态权变的观点，在角色定位中学会理性取舍的观点，保证角色抉择的理智性。林年冬在对高校教师角色冲突的类型和引起角色冲突的主要因素进行分析后，提出教师对角色冲突进行自我调适的有效方法，包括对角色内冲突进行自我调适的认知重建法和积极应对法；对角色间冲突进行自我调适的角色分离法、情绪调节法和人际关系适应法。

（三）国内关于临床教师角色冲突的研究

临床教师在医学教育中承担重要角色，国内学者从不同角度展开对临床教师的研究。主要包括以下几个方面。

1. 临床教师的师德建设

临床教师的教师角色并非其主要工作角色，且容易被忽视，因此很多学者关注临床教师的师德建设。张杨乐探讨了当前临床教师师德建设中存在的

---

① 李枝秀，余雯婧. 场域理论视角下高校应用学科专业教师角色的冲突及重构 [J]. 教育理论与实践，2017，37（9）：33-35.

② 周萍. 大学女性青年教师的角色冲突分析：社会性别视角下对 A 大学的质性研究 [J]. 高校教育管理，2016，10（3）：99-105.

③ 吕素珍. 论大学教师角色冲突的内在成因及其解决策略 [J]. 湖北社会科学，2013（7）：161-164.

育人信念淡薄、敬业精神缺失、示范意识淡漠等困境，并从市场经济的负面效应、高校扩招的滞后反应等社会环境，思想认识偏差、教育内容滞后、保障机制乏力等工作环境和个人原因方面进行反思。张古泉就"临床教师师德状况及其存在的问题"对泰山医学院等所属的8所附属医院的见习和实习医师进行调查发现，临床教师师德存在的问题和不足主要表现在：价值观发生偏离，缺乏坚定的精神支柱和教师角色意识；缺乏师爱；重个人奋斗，轻团结协作；师德目标不明确，师德形象低俗；知识和学术水平有待提高，学术道德情况不佳。[①] 王伊对临床教师师德问题产生的根源进行了分析，认为师德伦理关系不协调是导致我国临床教师师德失范的道德根源；制度的缺失和不完善是导致我国临床教师师德失范的制度根源；管理模式、体制的不健全是导致我国临床教师师德失范的管理根源；医学教育扩招，教师职业压力过重是导致我国临床教师师德失范的心理根源；而教育方法、内容陈旧，实效性不强是导致我国临床教师师德失范的教育根源。[②]

2．临床教师的教学行为

曾志嵘等运用 Logistic 回归模型，探讨影响高等医学院校教师教学质量的教学行为因素，在教学优秀和教学不良教师案例对照研究中，单因素非条件 Logistic 回归分析找出了43个影响因素，多因素分析筛选出了4个危险因素，分别是：对教学工作的重视程度、做好教学工作的努力程度、对教学工作的期望要求标准、对学生学习过程的关注程度。[③] 宫玉花等对北京和天津地区4所三级甲等教学医院承担本科生临床带教工作的临床教师以及本科学生进行了问卷调查和部分访谈，了解护理临床教师和本科学生对临床教学行为的认知。结果显示教师和学生都认为"护理能力"行为是临床教师最重要的行为特征，其次是"教学能力"行为和"评价"行为。[④]

3．临床教师胜任特征成分

有学者关注了什么样的临床教师才是优秀的教师，例如，曲海英等经过问卷调查、专家讨论、访谈、编码分析等，将得到的14项临床教师胜任特

① 张古泉. 医学院校临床教师师德现状和对策研究［D］. 济南：山东师范大学，2006：7 – 10.

② 王伊. 我国高等医学院校临床教师师德现状分析及对策研究［D］. 重庆：西南大学，2009：25 – 30.

③ 曾志嵘，白杨，李莉. Logistic 回归模型在高等医学院校教师教学行为研究中的应用［J］. 南方医科大学学报，2007（12）：1944 – 1945，3.

④ 宫玉花，王艳，陆虹，等. 对临床教师有效教学行为的调查［J］. 中华护理杂志，2003，38（1）：10 – 13.

征进行探索性因子分析后，抽取 5 个因子，构建了临床教师胜任特征结构模型，分别命名为个人特质、建立关系、专业素养、认知风格、成就特征。①

4. 临床教师的生存状况

临床教师作为兼具医务人员和教师双重角色的特殊群体，承担着巨大的工作压力，从而引发了职业倦怠、心理健康、生存质量等问题。黄丹华等采用自制的《高校临床教师工作压力量表》，对广州市 3 所高校附属医院（三甲）的临床教师进行问卷调查，发现临床学院不同学历、职称层次和不同授课性质的教师职业总压力存在统计学差异；并进一步比较了医学院校临床教师与专职教师的工作压力，发现临床教师的工作压力总体上小于专职教师。杨秀贤等运用中文版工作倦怠量表调查发现，临床教师是工作倦怠发生的高危人群②，而且临床教师的职业倦怠直接影响其生存质量。③ 翟成等运用 Rosenberg 自尊量表（SES）、Marlowe – Crowne 社会期望量表（MCSD）和心理健康问卷，对吉林大学第二医院的临床教师进行调查发现，其自尊特点与心理健康水平存在显著正相关关系，自尊水平和社会期望水平越高的个体心理健康水平越高。④

5. 临床教师的角色认同与角色冲突研究

临床教师由于身兼医务人员和教师两种特殊的角色，有学者以角色理论为基础，着眼于临床教师的角色研究，但总体而言，这部分研究数量不多，而且从研究方法等方面来看，缺乏规范性，大多是基于经验总结而提出一些对策建议。如有学者试图从学生的角度，调查学生对临床教师的评价，从而总结出临床教师理想的角色模式。徐雪平分析了临床教师角色认同的危机及其消解，认为某些临床教师存在着职业定位困惑，缺乏对双重职责的认识，缺乏应有的责任感和自觉性。同时，近年来我国高等教育改革力度不断加大，当前日益紧张的医患关系及特殊的教育环境给高校临床教师这一特殊群体带来更大的挑战和压力。临床教师角色认同危机消解必须强化临床教师的角色意识，包括加强临床教师师德修养、关注临床教师的需求特点、增强教

① 曲海英，丁国锋，冯学斌，等. 临床教师胜任特征结构模型的研究 [J]. 中国高等医学教育，2008（6）：99 – 101.

② 杨秀贤，王菲，乔正学，等. 临床教师工作倦怠情况分析 [J]. 中国公共卫生，2012，28（12）：1639 – 1640.

③ 艾永梅，余红梅，姚尚满，等. 医学院校教师职业倦怠与生存质量关系研究 [J]. 中国学校卫生，2010，31（9）：1108 – 1110.

④ 翟成，盖笑松，王苏. 高等医学院校教师自尊特点与心理健康关系的调查分析 [J]. 吉林大学学报（医学版），2013，39（2）：387 – 390.

学责任感等。[①]

尹放等认为，临床医学教师的角色冲突表现在：职业定位与社会定位的冲突、宏观的角色期望与具体的职业角色期望冲突、角色评价标准的冲突、角色行为与思维冲突；化解冲突的途径包括：医院层面以人才队伍建设、绩效评价和薪酬管理为重点改进管理制度，管理者层面做好临床与教学的平衡，个人层面通过专业化发展应对临床与教学的双重挑战。[②]

（四）国内文献研究总结和评述

总体来看，国内对大学教师角色冲突的研究渐趋深入，但触及医学院校临床教师角色冲突的较少；思辨角度阐发与评述有余，而实证角度支持与验证明显不足。

第一，国内关于角色冲突的研究日益受到重视，学者们从角色理论的视角出发，分析群体的行为特征，了解群体角色冲突的内涵结构、表现及其成因等，显示出多视角、多层次探讨分析的特点，在角色理论研究领域形成了丰富的研究成果。其中，对于角色冲突的结构和成因，在某些层面体现了中国独特的文化背景和社会特征，这些都为本研究的背景、框架建构、理论分析等提供了借鉴，为本研究的展开提供了必要的社会文化语境。但是，在研究方法方面，国内现有关于角色冲突的研究，特别是大学教师角色冲突的研究，无论是角色冲突的表现、内在成因以及消解等，总体上是以思辨研究为主，多是从经验分析的层面论述，仅在少数文献中有量性实证研究方法的运用，研究结果缺少数据的有力支撑。

第二，国内医学教育界的学者们从各角度关注了临床教师这个群体，但关于临床教师角色冲突的研究尚未引起重视，研究比较缺乏。而在上文所述中提及，受社会文化背景、医疗卫生环境和医学教育体系等众多因素的影响，临床教师的角色冲突会呈现出不同的表现和影响因素。因此，了解中国医疗环境和医学教育背景下临床教师角色冲突的状况非常必要，这也是本研究的主要内容。

---

① 徐雪平. 高等医学院校临床教师角色认同的危机及其消解研究［J］. 中国中医药现代远程教育，2013，11（18）：148－149.

② 尹放，孙可心，黄莉. 临床医学教师双重角色定位的冲突与化解［J］. 医学与哲学（A），2017，38（2）：81－83.

第三章　医学院校临床教师角色冲突的模型建构与研究假设

一、模型构建：角色冲突结构框架与影响因素框架

卡茨和卡恩在《组织的社会心理学》 （*The social psychology of organizations*）一书中对组织中的角色互动过程进行了详细阐述。他们认为，组织中的每个人都会因为组织系统的功能性需求和其他成员相互联系，并且这种联系是通过其他成员对他的期望进行维系的。角色互动起于角色发出者对角色承担者的角色期望。这种期望代表了角色发出者为了履行自身角色义务或保持自身满足感而希望角色承担者所做的活动。随后，角色期望通过某种沟通渠道进行传递，使角色承担者接收并感知到这种角色期望，经过理解做出反应，形成角色行为。角色承担者的角色行为应对与初始角色期望相比，会显示出部分顺从和部分不顺从。从角色期望到角色行为并非单纯的线性关系，因为角色发出者观察和评价角色承担者行为与期望的匹配关系，这种反馈又会影响下一次角色期望的发出和传递，使得角色互动再进入下一个循环。角色互动的任一环节产生偏差，都会使角色承担者发生角色冲突的可能。卡恩认为，角色互动过程循环往复，但并非在真空中进行，会受到组织环境、人际因素、个体属性的影响。本研究中临床教师角色冲突影响因素的来源也主要围绕组织环境因素、人际互动因素和个体特征因素进行探讨。

（一）角色冲突的结构

结合临床教师角色的特点及角色冲突的实际情况，笔者认为可以对医学院校临床教师的角色冲突维度从产生根源上做以下划分。

1. 期望型角色冲突

从一名临床医务工作者到临床教师的角色转换，可能面临不同的互动群体对其期望与要求的不一致，医院和学校对临床教师的期望标准不一致，文本范围的政策制度与操作层面的实际情形不一致，临床教师自身对教师的标

准认同与价值观和规定的角色期望行为之间的不一致，这些都可以归结为角色的各种期望之间的不相容或矛盾造成的角色冲突。通过前期的预访谈也发现，临床教师在履行教师职责时会面临无法同时兼顾维护患者权益与保障学生学习权利的冲突；医院的文本制度要求是重视教学，但在实际工作中，教学的重要性并未得到体现，而是受到日益繁重的临床工作挤压，临床教师正常的教学权利得不到保障；有的临床教师设法推进教学改革，但与上级领导或医院的常规思路不完全一致，而无法实现；等等，这些冲突可以归类于期望型冲突。

2. 超载型角色冲突

一旦成为临床教师，教学任务也随医学生人数的增长而不断增加。有的临床教师还承担了临床教学管理工作，而原有的临床工作并未因为教学任务的增加而减少，在目前的医疗环境下，各大医学院校附属医院和教学医院人满为患，临床医务工作者的角色任务之重必然造成临床教师不同的角色任务过载，不能完全兼顾到教师角色的要求，这种冲突形式可以称为超载型冲突。

3. 适应型角色冲突

随着国家和社会对高等教育质量的诉求，医学教育的改革逐步深入，高等医学院校对临床教师的教学学术日益重视，临床教师依靠原有的个人实践与体悟开展教学，逐渐显示出应对的艰难。一方面，因时代进步和学生群体变化对临床教师的期望增加；另一方面，临床教师缺乏教师角色要求必需的训练和经验、缺乏外界人力和物力资源支持等，即不能满足角色期望，不能恰当完成角色行为而造成的角色冲突。通过前期的预访谈也发现，当临床教师从床边带教进入理论课教学阶段，临床思维与教学思维的迥异，新一轮医学教育改革，诸如 PBL 学习的深入、国际化课程的要求、微课慕课的冲击，都给临床教师带来角色适应的障碍。同时，临床教学改革资源的缺乏也给意欲深入教学改革与实践的临床教师造成困扰，该类型冲突可以总结为适应型冲突。

因此，在本研究中，临床教师的角色冲突可以划分为三个维度：期望型角色冲突、超载型角色冲突和适应型角色冲突。本研究对角色冲突概念以及可能的三个结构类型分别进行了概念界定，如表 4-1 所示。当然，这种结构维度的划分主要是基于对现有理论和前人文献的梳理，最终，基于这种划分的临床教师的角色冲突结构能否成立，还有待于本研究后续实证研究的检验。

表 4-1 角色冲突概念与各维度概念表

维度	内涵
角色冲突	个体在承担一个角色或同时承担几个角色的过程中，由于外界的角色期望之间或与自身价值体系间的不一致、多种角色任务之间的相互矛盾，个体由于条件限制不能满足角色期望及适应角色行为而导致的内心矛盾的主观状态
期望型角色冲突	角色的各种期望之间的不相容或矛盾造成的角色冲突，包括外界的多个利益群体的期望不一致，对角色的期望与实际政策制度的不一致，角色承担者自身的标准或价值观与规定的角色期望行为之间的冲突
超载型角色冲突	由于个体扮演多种角色，承担多个角色任务，不能完全兼顾每一种角色要求，造成某个主要角色对另外角色的影响所形成的角色冲突
适应型角色冲突	个人不能适应角色要求，不能恰当地完成角色行为而造成的角色冲突，包括自身缺乏完成角色要求必需的训练和经验、缺乏外界人力和物力资源支持等

（二）组织环境层面的影响因素

社会语境是形塑个体社会经历的决定性因素。个体冲突只能在具体环境中加以理解，脱离环境的冲突是难以想象的，脱离环境的冲突分析同样也是不现实的。环境与主体的交互作用——主体解读环境、环境规定主体——生产了冲突。[①] 对于临床教师来说，组织环境中的哪些因素会对角色冲突产生关键性的作用？根据上文的文献综述与对临床教师的预访谈，从角色冲突的内涵和产生的可能来源角度，本研究假设制度明晰、行政支持、评价导向、参与决策和培训感知等因素可能对临床教师的角色冲突产生影响。

人类的生活由在特定的制度中扮演的各种角色所组成。要想理解一个人的生活历程，就必须理解他已经及正在扮演的各个角色的重要性与意义；而要理解这些角色又必须理解这些角色所属的各种制度。如果不参照贯穿于个人生活历程中的各种制度，就不可能完整理解个人的生活。因为这个生活历程记载了个人的角色获得、角色失落与角色调整，并且以一种个人化的方

① 王瑞德. 学校中的教师冲突研究 [D]. 上海：华东师范大学，2014：6.

式，记载了他的角色转换。① 每个人都在自己的舞台上扮演着各种角色，不同于其他高校教师，除了学校，临床教师还有一个更为重要的"舞台"——医院。最早由罗伯特·阿福德（Robert R. Alford）和罗杰·弗里德兰（Roger Friedland）提出的"制度逻辑"概念被拓展在个体、组织和社会的相互关系中。因个体或组织行为是制度因素所塑造的，而这些制度因素又嵌入在更高层次的社会系统中。因此，必须将社会视为一种制度间系统，从而表明个体、组织与社会的内在联系。② 临床教师的特殊身份及所处的组织场域往往使其嵌入在多元的制度环境中，医院的制度逻辑与学校的制度逻辑，行政的制度逻辑与学术的制度逻辑，等等，多种制度逻辑共存也隐含着制度之间潜在的冲突性。在临床教师服从一种制度逻辑的时候，很有可能违背了另一种制度逻辑的要求，使制度透明化是消解临床教师因制度逻辑产生角色冲突的可能途径之一。医院和学校在教学相关的规章制度建设中，如果能够通过各种途径让临床教师知晓并理解这些制度，可以帮助临床教师更接近高校育人的学术制度逻辑，减少因制度模糊带来的角色职责不清，更好地履行教师职责，避免不完善的政策制度和不通畅的信息沟通渠道影响临床教师的角色行为，引起角色冲突。

马克斯·韦伯（Max Weber）认为稳定的社会关系所具有的四种共识和准则包括：原先已被接受的传统，基于情感上的信仰，基于价值上的信仰，基于合法性的成文规定的服从。③ 合法性的正式规则也成为韦伯建构的科层制组织的基础。这种科层制风格及其在制度上的体现是与当代社会结构的主导趋势和独特思想类型相一致的。④ 处于科层组织中的个体通过服从这些规则形成的正当性权威而产生行动。而个体行动的多样性和建构性，又预示和蕴含着科层制组织中存在的理性规则的刚性与行动的自主性之间的张力。⑤ 医院组织具有现代社会科层制组织的结构和功能，医院的制度和规则形成了个体行动的基础。

一方面，对临床教师的评价中是否明确或隐含对教学的重视和政策的倾斜，是影响临床教师是否履行教师职责重要的规则基础，因工作绩效的考核

① 米尔斯. 社会学的想象力［M］. 陈强，张永强，译. 北京：生活·读书·新知三联书店，2016：177.

② 毛益民. 制度逻辑冲突：场域约束与管理实践［J］. 广东社会科学，2014（6）：211－220.

③⑤ 张云昊. 规则、权力与行动：韦伯经典科层制模型的三大假设及其内在张力［J］. 上海行政学院学报，2011，12（2）：49－59.

④ 米尔斯. 社会学的想象力［M］. 陈强，张永强，译. 北京：生活·读书·新知三联书店，2010：115.

内容和方式是工作投入的重要决定因素。因此,对教学的评价导向是对临床教师角色冲突可能产生影响的重要因素。另一方面,行政管理的弹性又是影响刚性理性规则和自主个体行动之间张力的重要因素。黄冬梅等通过对5 677名国内公立医院医生的调查发现,组织提供的行政支持能够缓解医生的工作—家庭冲突,该研究中的行政支持包括医院的休假安排、值班安排、灵活的工作政策等。① 通过前期的预访谈也发现,临床教师因为在临床工作的时间和空间上的限制,难以分身兼顾教学工作。如果教学管理者能够在临床教师参与教学工作时提供行政管理上的支持和帮助,为他们解决教学工作中的实际困难,对于临床教师顺利完成教学任务大有裨益。我国高等教育管理主要采用行政管理方式,不论是在学校内部的管理上还是在政府与高等学校的关系上都是如此。② 同样,医院组织历来存在学术权力和行政权力相互协调与抗衡的张力,行政权力仍然是决定临床和教学工作管理和日常运作的主导力量。组织提供的行政管理上的支持,如倾斜和照顾教学政策的制定、教学时段的灵活安排、临床与教学冲突的协调等,都可以帮助临床教师更从容应对教学工作。

影响力和控制感是个体面对外界需求和对这些需求反应之间重要的媒介。③ 在心理学层面,个体对周围环境主观控制能力的信念越强,感受到的威胁就越弱。而参与决策作为权力和影响力的来源之一,可以使个体感受到自身对环境的影响和控制。罗伯特·卡拉塞克(Robert A. Karasek)认为一个人对自己影响周围环境能力的信念是缓解压力的方式之一,参与决策可以使员工排除影响工作有效性的障碍,最终减少挫折和压力。④ 关于参与决策对组织员工角色冲突水平的影响,有学者认为参与决策减轻角色冲突的作用不是直接发生的,而是通过参与决策的增加导致个体对环境影响的能力增加而起作用的,即参与决策可以显著增加个体感知到的影响环境的能力,从而

① 黄冬梅,尹文强,张宜民,等. 医生工作家庭冲突与社会支持、制度支持的关系[J]. 中国心理卫生杂志,2009,23(1):27-32.

② 别敦荣. 学术管理,学术权力等概念释义[J]. 清华大学教育研究,2000(2):44-47.

③ JACKSON S E. Correction to "participation in decision making as a strategy for reducing job-related strain"[J]. Journal of applied psychology, 1984, 69(3):546-547.

④ KARASEK R A. Job demands, job decision latitude, and mental strain: implications for job redesign [J]. Administrative science quarterly, 1979, 24(2):285-308.

显著降低角色冲突水平。① 另外，参与决策和达成组织目标有关，它意味着让每个员工都参与进来，拥有一定的发言权会缓解潜在的压力程度。② 通过文献综述也发现，关于参与决策在角色冲突中的作用，不同的研究在不同的人群中有不同的结果。因此，本研究假设，对于临床教师来说，参与所在教学团队内的教学决策，可以帮助他们明晰自身的教师职责、增强教师的责任感，有助于降低角色冲突的水平。

适应—不适应是里佐对角色冲突的内涵进行拓展的重要观点，他特别强调了角色承担者的时间、资源或能力与规定的角色行为之间的冲突。医学教育的巨大变革导致对医学教师水平的要求日益提高，表现在要求他们成为"具有创造性的教师、成功的研究者及富有成效的临床医生"，要达到这些要求，教师必须在相对较短的时间内获取新知识、技能和能力。③ 如果临床教师不能适应医学教育的变革，势必引起临床教师在角色适应上的冲突。从教学的角度来说，教学学术的发展使得人们重新认识和思考大学教学。大学教学不仅仅是一种简单的教学技巧培养，还有完善的学术规范保证大学教学的内在质量。诚然，教学工作是一个需要时间沉淀、经验积累的过程，但是仅仅从经验中学习教学是一个漫长而痛苦的过程④，"好教师是可以培养的"，可以运用教学发展策略促进临床教师的成长。因此，从教师发展的角度来看，临床教师能否感知到所在医院或学校对提升其教学学术涵养所做出的努力，是否为其提供教学变革所需的各项保障措施，对临床教师因角色适应而引起的角色冲突可能产生影响。

基于上述分析，本研究建立如下假设：

H_A，即组织环境层面的制度明晰对临床教师的角色冲突有显著负向影响；

H_B，即组织环境层面的行政支持对临床教师的角色冲突有显著负向影响；

H_C，即组织环境层面的教学评价导向对临床教师的角色冲突有显著负向

① JACKSON S E. Correction to "participation in decision making as a strategy for reducing job-related strain" [J]. Journal of applied psychology, 1984, 69 (3): 546 –547.

② 秦启文，周永康. 角色学导论 [M]. 北京：中国社会科学出版社，2011：279.

③ LESLIE K, BAKER L, EGAN-LEE E, et al. Advancing faculty development in medical education: a systematic review [J]. Academic medicine, 2013, 88 (7): 1038 – 1045.

④ WILKERSON L, IRBY D M. Strategies for improving teaching practices: a comprehensive approach to faculty development [J]. Academic medicine, 1998, 73 (4): 387 –396.

影响；

H$_D$，即组织环境层面的参与决策对临床教师的角色冲突有显著负向影响；

H$_E$，即组织环境层面的培训感知对临床教师的角色冲突有显著负向影响。

（三）人际互动层面的影响因素

人际互动是临床教师社会生活历程的重要方面，与临床教师互动的主要角色类型有领导、同事、教学管理者和学生等。具体的人际互动内容涉及社会支持与沟通反馈等。

对社会支持的研究涉及医学、心理学、社会学、教育学等多个学科，各学科关注重点和研究视角有所不同，在这些研究领域中，社会支持通常和生理、心理的健康或疾病相关。另外，社会支持还与工作、生活、学习环境中的压力相关指标联系在一起，如角色压力、工作—家庭冲突、工作满意度、生活质量等。因此，对社会支持的概念内涵有不同的界定，学者们对社会支持的分类也有不同的划分标准，即使是同一学科内的学者也很难给出统一的定义。西德尼（Sidney）和科布（Cobb）把社会支持定义为信息，使得个体相信他是被关心和爱护着并受人尊重的，以及是在有相互义务的关系网中的一员。社会支持可以保护个体在危机中免遭一系列的病理状态。另外，社会支持可以减少所需的药物治疗，加快康复，促进治疗的依从性。[1] 林南等人从社会资源理论的视角，认为社会支持的两个重要特征是对所在社会关系网中强关系和同质构成关系的获取和使用的程度。[2]

谢尔登·科恩（Sheldon Cohen）和托马斯·威尔斯（Thomas Ashby Wills）在总结众多学者关于社会支持的文献后，认为社会支持主要包括四种类型：①尊重支持，指个体被尊重和接受的信息，这种类型的支持也称为情感支持、表达支持、自尊支持等；②信息支持，指帮助定义、理解和应对问题事件，也称为建议、评估支持和认知指导；③社会伙伴，指与其他人参与娱乐或休闲活动，这种类型也被称为扩散支持和归属感；④工具支持，指提

---

① SIDNEY, COBB. Social support as a moderator of life stress [J]. Psychosomatic medicine, 1976, 38 (5): 300 - 314.

② LIN N, WOELFEL M W, LIGHT S C. The buffering effect of social support subsequent to an important life event [J]. Journal of health and social behavior, 1985, 26 (3): 247 - 263.

供经济资助、物质资源和需要的服务，也称为物质支持和有形支持。① 大量的研究表明，社会支持在减少个体角色压力时起到了重要作用。艾伦·科塞克（Ellen Kossek）等通过一项元分析发现，工作—家庭冲突与领导支持呈显著的负相关，同事支持也是个体在组织中强有力的支持来源。哈瑞尔·易卜拉欣（Hazril Ibrahim）调查了190名来自不同职业背景的工作人员，研究发现，同事支持可以显著提升组织自尊，而组织自尊有助于个人应对组织中的角色压力。

那么，社会支持是如何影响角色压力的？根据社会支持的压力—缓冲机制，社会支持在压力源—疾病链（即潜在的压力事件—评价过程—评估为压力事件—情感、生理反应或行为适应—疾病或疾病行为）中作为缓冲器在两个方面起作用。一方面，社会支持通过减弱或预防对压力的认知评价反应，在压力事件和压力反应之间起中介作用；另一方面，适当的支持可以减少或消除压力反应，从而直接影响生理学过程，在压力体验和病理结果之间起中介作用。② 简言之，在压力—缓冲模式的视角下，社会支持增强了个体应对压力的能力，从而缓解了压力事件对个体的影响。③ 在该模式下，社会支持的测量评价的是个体感知到的人际资源的可获得性，用于应对由压力事件引发的需求。④ 因此，当临床教师在面对由于角色身份所引起的潜在的压力事件时，社会支持缓和了压力评估反应，从而增强了临床教师应对压力事件的能力，并减轻了压力事件对临床教师的影响。

在众多关于社会支持的研究中，学者们认为社会支持分为基于工作的社会支持和基于非工作的社会支持，来源包括领导支持、同事支持、家人支持和朋友支持等。⑤ 来自于工作领域中的社会支持主要包括领导支持、同事支持和组织政策。⑥ 根据本研究的目的和人群，因为角色冲突的发生主要在工作场所并且由工作相关原因引起，所以，这里的社会支持主要指来自工作场所的社会支持，来源主要包括领导支持和同事支持。

杜威在《民主主义与教育》一书中谈到共同、共同体和沟通的联系，"人们因为有共同的东西而生活在一个共同体内；而沟通乃是他们达到占有

①②④ COHEN S, WILLS T A. Stress, social support, and the buffering hypothesis [J]. Psychological bulletin, 1985, 98 (2): 310–357.

③⑥ SIDIN S M, SAMBASIVAN M, ISMAIL I. Relationship between work–family conflict and quality of life: an investigation into the role of social support [J]. Journal of managerial psychology, 2010, 25 (1): 58–81.

⑤ ANTANI A K. The role of social support and work–family conflict on turnover intentions [D]. Chicago: Illinois Institute of Technology, 2007: 13.

共同的东西的方法"①。莫斯科维奇在《社会表征》一书中也写道，表征不能通过对某些外在信念或知识学习而被习得，也不能通过某些特定的思考而得以确立。相反，它们是通过相互影响，通过人们谈话时内在的协商形成的，在这种谈话过程中，人们都朝着特定的象征模型、形象和共享的价值观。② 可见，沟通对于达成一致的价值观功不可没。从人力资源管理的角度，对人力资本的有效保持和激励离不开沟通。组织沟通的目的在于促使双方彼此之间有共同的了解，调节同感，增进目标、利益的一致性和培养群体的和谐，实现组织人力资源整合，达成组织目标。③ 詹姆斯·科尔曼（James S. Coleman）在论及社会资本时，认为信息渠道是社会资本的三种形式之一。成员之间的社会联系和互动能加深其深层次的思想沟通和交流，有利于形成统一的规范，进而促进形成组织共同的价值观和信念。④ 桑德拉·罗宾逊（Sandra Robinson）认为，个体与组织之间对个体角色期望的真实、精确的沟通有助于最小化不一致的程度，继而可以帮助个体减少与组织心理契约的破坏。所以，个体入职前后的组织沟通都是非常重要的。⑤ 因此，组织内成员间及个体与组织间的沟通和反馈可以使成员正确感知组织氛围。成员间互动的信息越多，共同语言就会越多，越有利于成员间形成共同的价值规范和行为习惯。同时，个体与领导之间的交流互动可以使下级正确感知上级对自己工作的认可和对个人价值的尊重。沟通反馈过程中的信息传递和获取，可以促进成员之间的默认共识和群体信念的形成，与组织目标和价值观达成契合并对其更加认同。有效的团队沟通和工作反馈可以帮助临床教师明确自身的角色职责和角色发出者的角色期望，使其及时调整角色行为，降低角色冲突水平。

综上所述，本研究假设在人际互动层面的影响中，领导支持、同事支持、团队沟通、工作反馈能降低临床教师的角色冲突水平：

H_F，即人际互动层面的领导支持对临床教师的角色冲突有显著负向影响；

---

① 杜威. 民主主义与教育 [M]. 王承绪，译. 北京：人民教育出版社，2001：9.

② 莫斯科维奇. 社会表征 [M]. 管健，高文珺，俞容龄，译. 北京：中国人民大学出版社，2010：152.

③ 张莉，林与川，迟冬梅. 组织沟通方式对沟通满意度的影响：沟通认知与沟通倾向的调节作用 [J]. 科学学与科学技术管理，2012，33（2）：167-175.

④ COLEMAN J S. Social capital in the creation of human capital [J]. American journal of sociology, 1988, 94: 95-120.

⑤ ROBINSON, S L. When employees feels betrayed: a model of how psychological contract violations [J]. Academy of management review, 1997, 22 (1): 226-256.

H_G，即人际互动层面的同事支持对临床教师的角色冲突有显著负向影响；

H_H，即人际互动层面的团队沟通对临床教师的角色冲突有显著负向影响；

H_I，即人际互动层面的工作反馈对临床教师的角色冲突有显著负向影响。

（四）个体特征层面的影响因素

在个体特征层面的因素中，针对临床教师群体承担两个角色的特殊性，本研究假设教师本人的教师信念和教学情感、工作负担作为支撑和影响其扮演教师角色的重要因素，对临床教师的角色冲突有显著的预测作用。

谢翌认为信念是个体想当然地确信为真的先验性假定，它包含了认知成分、情感成分、评价成分和行动意向。[①] 信念与个人如何看待和赋予世界的意义有关，信念决定观念和行动，并通过人做出的决定终其一生，他们按照其所持有的信念行事。[②] 在本研究中，教师信念的基础是临床教师对教师角色的认同，并最终做出行动的意向。认同是赋予给定角色意义和期望的一种方式。角色意味多种主题，主题又有诸多意义，这些意义承载着某些期望、义务和责任。承担多重角色意味着拥有丰富多样的意义符号，同时这些符号都在意义体系中竞争显著的位置。[③] 当互动情境十分牢固地处于社会结构之中时，依据显著性等级，就能够预测个体将会采用何种角色认同。[④] 因而，临床教师的教师信念将决定其教师角色所承载的意义在其体系中所占的地位。

多重角色负载的意义最终又形成了个体的自我概念。美国社会学家乔纳森·特纳（Jonathan H. Turner）认为，自我概念与角色扮演是相关的，因为自我概念将传递对期望的认识以及角色扮演的方式，而角色扮演技巧将决定

① 谢翌. 教师信念：学校教育中的"幽灵"——一所普通中学的个案研究［D］. 长春：东北师范大学，2006：30.

② HANEY J J, LUMPE A T, CZERNIAK C M, et al. From beliefs to actions：the beliefs and actions of teachers implementing change［J］. Journal of science teacher education，2002，13（3）：171 – 187.

③ BYRD-POLLER B L D. Exploring the relationship between role conflict, role ambiguity and general Perceived self-efficacy：a quantitative study of secondary assistant principals［D］. Washington：George Washington University，2013.

④ STRYKER S, BURKE P J. The past, present, and future of an identity theory ［J］. Social psychology quarterly，2000，63（4）：284 – 297.

人们在互动中会得到怎样的自我想象，决定其他构造稳定的自我概念的各种因素。角色扮演能力指有能力观察不同类型的期望，并根据自己的能力强弱和独特的角色扮演方式去遵循选定的期望。① 因此，当临床教师的教师信念越强，即对教师角色的认知、情感、评价越深刻，行动意向越强烈，其在教师角色的心理卷入和行为参与的表现上也更普遍，具体体现在，当教师信念越强，对教学的情感越深厚，临床教师就越倾向于理解和持有教师应有的责任感和价值观，也越能够把临床工作和教学工作更有机地结合，越乐于参与各种提升教师素养和专业水平的活动，更好地适应教师角色，并且将这些行动视为一种应然状态，唯其如此，临床教师的角色扮演和角色社会化过程才更加顺利。

工作负担也是临床教师面临的困境之一，对角色冲突会产生一定影响。20 世纪 70 年代以来，西方经济学和管理学领域针对组织内员工的工作压力和职业倦怠等研究成为热点，比较有代表性的理论如要求—控制模型（demand - control model，简称 DC 模型）、工作需求—资源模型（job demands - resources model，简称JD - R模型）等都是人力资源管理中解释工作压力的重要模型，也用于预测员工的组织表现、满意度和身心健康等。卡拉塞克在1979 年提出的 DC 模型将工作环境中的要求和控制从相对笼统的"压力源"一词中区分开来，除了纳入工作要求对个体的影响，还考虑到个体对工作的控制能力。卡拉塞克认为，精神紧张和工作不满意源于工作要求和工作决策维度，是高工作要求和低工作决策维度联合作用的结果。从 DC 模型可以发现，工作负荷过重是工作要求过高的重要方面，是导致一系列生理、心理问题的潜在危险因素，也是引起角色冲突的重要影响因素。

JD - R模型认为在任何工作中，与工作压力相关的因素基本可以分为两大类：工作需求和工作资源。② 工作需求导致特定的生理和心理消耗③，而工作资源，将会引发一个激励性的过程，导致工作相关的学习、工作投入和组织承诺④。因此，工作需求和工作资源两者之间的平衡或失衡会直接关系到个人的工作压力，比如，角色冲突。医学院校的临床教师首要身份通常是医务工作者，尽管来自教师角色的工作负荷程度不一，但来自临床工作和科研工作的工作负荷过重却是一个普遍问题。如果在工作资源方面没有提供相

---

① 奚从清. 角色论：个人与社会的互动［M］. 杭州：浙江大学出版社，2010：87.

② DEMEROUTI E，BAKKER A B，NACHREINER F，et al. The job demands - resources model of burnout［J］. Journal of applied psychology，2001，86（3）：499.

③④ BAKKER A B，DEMEROUTI E. The job demands - resources model：state of the art［J］. Journal of managerial psychology，2007，22（3）：309 - 328.

应的支持，就会造成工作需求大于工作资源的失衡状态，引起角色冲突。因此，基于上述分析，本研究提出如下假设：

H_J，即个体特征层面的教师信念对临床教师的角色冲突有显著负向影响；

H_K，即个体特征层面的教学情感对临床教师的角色冲突有显著负向影响；

H_L，即个体特征层面的工作负担对临床教师的角色冲突有显著正向影响。

二、理论模型：基于角色事件模型及其修订模型

根据研究目的，本研究以卡恩等提出的角色事件模型和玛丽·范赛尔的修订模型为基础，形成了如图3-1所示的研究框架。临床教师在与角色发出者的角色互动过程中，任意一个环节的两方面出现矛盾，都会产生角色冲突，这种角色互动过程又会受到组织环境、人际互动和个体特征的影响，使角色冲突的类型、强度和具体表现呈现出不同的变化。

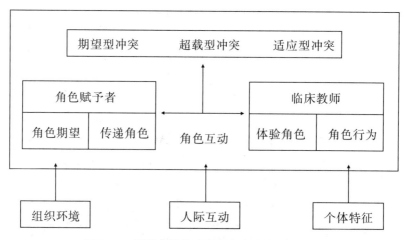

图3-1 医学院校临床教师角色冲突研究框架

基于上述分析，本研究提出了临床教师角色冲突可能的影响因素。其中，组织环境因素主要包括制度明晰、行政支持、评价导向、参与决策、培训感知；人际互动因素主要包括领导支持、同事支持、团队沟通、工作反馈；个体特征因素主要包括教师信念、教学情感、工作负担。同时，本研究将临床教师在角色互动过程中产生的角色冲突划分为不同类型，包括期望型角色冲突、超载型角色冲突、适应型角色冲突。另外，本研究还考察了个人属性和组织属性变量对临床教师角色冲突的影响，分别包括：性别、年龄、

教师类型、临床工作年限、学历层次、职称、职务、教学工作量；所在地区、医院类型、所在科室。具体理论模型如图3－2所示。

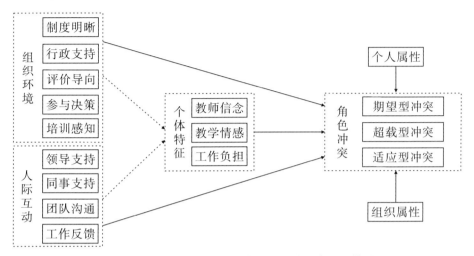

图3－2　医学院校临床教师角色冲突影响因素理论模型图

第四章 医学院校临床教师角色冲突研究的设计与实施

一、医学院校临床教师角色冲突及其影响因素的量化研究

（一）预测调查问卷的形成

1. 测量工具的设计和量表条目的形成

（1）医学院校临床教师角色冲突量表的形成。

"医学院校临床教师角色冲突量表"的形成将遵循界定概念—划分维度—确定指标—设计条目4个步骤；角色冲突量表的维度"期望型冲突"的指标包括外界利益群体期望的不一致、角色要求和政策制度矛盾、角色要求与自身期望不相符合；维度"超载型冲突"的指标包括承担多种角色任务造成的角色冲突；维度"适应型冲突"的指标包括缺乏足够培训、缺乏经验、缺乏资源支持。各指标的具体条目来源包括以下两个方面：一是根据本研究确定的角色冲突的维度，借鉴里佐、豪斯和勒兹曼开发的 RHL 角色冲突量表[1]、潘迪和库马尔开发的角色冲突量表[2]，以及其他学者关于角色冲突量表中相关维度的条目。二是结合前期预访谈中针对临床教师特有的角色冲突表现的总结凝练。具体而言，条目 QA1、QA2、QC4、QC5 来源于 RHL 角色冲突量表中角色冲突部分的条目 2、3、4、6，在措辞方面有改动；条目 QA3、QA4、QA5、QC1、QC2、QC3 来源于潘迪和库马尔开发的角色冲突量表中的条目 5、9、21，29、28（其中 QC1 和 QC2 的题项意思均来源于条目 29）；条目 QB1、QB2、QB3、QB4、QB5、QB6 改编自该量表角色间冲突部分的条目 7、11、23、27、19（原量表中的冲突为工作—家庭冲突），具体见表 4 - 1。

---

[1] RIZZO J R, HOUSE R J, LIRTZMAN S I. Role conflict and ambiguity in complex organizations [J]. Administrative science quarterly, 1970, 15 (2): 150 – 163.

[2] PANDEY S, KUMAR E S. Development of a measure of role conflict [J]. International journal of conflict management, 1997, 8 (3): 187 – 215.

表 4 - 1 医学院校临床教师角色冲突量表测量题项

量表维度	题项
期望型冲突	QA1：学校或医院对教学的要求与实际教学制度有冲突的情形 QA2：学校和医院关于教学的政策制度有相互矛盾的情形 QA3：个人对教学的期望、设想与现实情况不同 QA4：学校和医院对教学的期望与个人对教学的想法不同 QA5：目前所从事的教学工作不能实现个人志向和抱负
超载型冲突	QB1：因为工作量太大，不得不忽略个人爱好 QB2：因为忙于临床工作，个人对教学工作有所忽视 QB3：因为临床工作的要求，个人难以全身心投入教学中 QB4：因为临床工作的要求，在教学时个人总是难以放松 QB5：对于不能平衡临床和教学工作，有时候个人感到很无奈 QB6：因为忙于临床工作，很难成为自己理想中的教师
适应型冲突	QC1：缺乏足够的培训以促进教学工作的开展 QC2：需要更多的训练以适应医学教育改革的要求 QC3：教学经验不足以支持自己圆满地完成教学任务 QC4：经常因缺乏人力资源而无法完成上级指派的教学任务 QC5：缺乏外部提供的物质资源以帮助自己开展教学改革

（2）医学院校临床教师角色冲突影响因素量表的形成。

根据角色冲突影响因素相关文献的综述和对临床教师群体预访谈的结果，本研究主要分析组织环境、人际互动、个体特征三个层面因素对临床教师角色冲突的影响。

①组织环境层面因素。

组织环境层面因素主要包括制度明晰、行政支持、评价导向、参与决策和培训感知等。

制度明晰，即组织制度对个人工作的支持，教学管理部门制定并尽力宣传关于临床教师的各种政策和制度，让临床教师知晓关于临床教师的明确要求和制度规定。根据医学院校的基本情况，目前对临床教师的制度安排主要包括聘任要求、教学要求、培养政策和制度、激励政策和制度。因此，该因素的条目包括 4 个，涵盖上述制度安排。

行政支持，即支持性的管理行为。考虑临床教师的实际工作情况，积极的行政支持主要包括：教学管理部门的安排会考虑临床教师的临床工作情况、解决临床教师面临的实际困难、提供培训机会、教学管理部门支持临床教师的教学工作和教学改革（包括提供人力和物力保障）等。该因素共有 5

个条目。

评价导向，指组织对临床教师教学的评价导向和教学奖励，体现教学工作在临床教师整个工作表现和职业晋升中的作用。该项因素主要包括4个条目。

参与决策，即临床教师对所承担的教学工作的自主性，对教学决策的参与和影响力。参与决策量表条目共4个。

培训感知，主要指临床教师对所接受的关于教师培训的量和质的主观感知，包括是否接受了足够量的针对教师的培训，以及这些培训的质量如何，是否对自身的教学工作有帮助。该因素有4个条目。

组织环境层面因素变量的具体题项见表4-2。

表4-2　组织环境层面因素变量的测量题项

变　量	题项
制度明晰	Z1：教学管理部门尽力让临床教师知晓相关的聘任要求
	Z2：教学管理部门尽力让临床教师知晓相关的教学要求
	Z3：教学管理部门尽力让临床教师知晓相关的培养政策和制度
	Z4：教学管理部门尽力让临床教师知晓相关的激励政策和制度
行政支持	X1：医院或学校对临床教师教学工作的安排会考虑其临床工作
	X2：医院或学校会尽力解决临床教师在教学过程中遇到的问题
	X3：医院或学校为促进临床教师提升教学能力提供培训机会
	X4：医院或学校为临床教师的教学工作和教学改革提供经费保障
	X5：医院或学校为临床教师的教学工作和教学改革提供人力资源保障
评价导向	P1：医院或学校对教学工作非常重视
	P2：医院或学校有针对教学工作的奖励
	P3：教学表现在临床教师的整个工作评价中占有重要比重
	P4：教学表现在临床教师的职称晋升中占有重要比重
参与决策	C1：临床教师可以自主决定如何开展教学工作
	C2：临床教师对所在团队的教学工作开展有发言权和影响力
	C3：临床教师对影响教学工作的决策有发言权和影响力
	C4：领导愿意听取和接受临床教师对教学工作的意见和建议
培训感知	G1：成为临床教师以前，接受过足够的教学培训
	G2：成为临床教师以后，受到足够的教学培训
	G3：临床教师培训能够帮助其胜任教学工作
	G4：临床教师培训对其教学工作有很大的帮助

②人际互动层面因素。

人际互动层面的因素主要包括领导支持、同事支持、团队沟通和工作反馈。

领导支持，这里的领导主要指临床教师工作场所的临床科室管理者，即直接在行政上对该临床教师进行领导和管理、在业务上进行指导的管理者。

同事支持，这里的同事主要指临床教师所在医院或学校的同事。同事支持在一项研究中被定义为在完成日常工作和处理糟糕威胁的环境中帮助他人的意愿，比如关怀、互助、友好关系、同理、合作、赞赏、尊重和支持，以及创造健康的工作环境。还有学者认为同事支持指在需要时，同事通过分享知识、经验及提供鼓励和支持帮助个人。[①] 本研究采用的是詹姆斯·豪斯（James S. House）关于社会支持的分类，即提供与工作相关的信息和帮助、帮助处理失望情绪、对个人问题的帮助[②]。

团队沟通，即在教学工作中，临床教师与直接相关的人员之间的信息流动情况，主要包括与学生、同事、领导及教学管理部门工作人员的沟通。

工作反馈，主要指临床教师能及时从相关途径获得关于其教学工作的反馈，根据医学院校的实际情况，这些反馈主要来自学生、同事、上级管理者和教务管理部门。

人际互动层面因素变量的具体题项见表4-3。

表4-3　人际互动层面因素变量的测量题项

变量	题项
领导支持	L1：领导对临床教师的教学工作表示尊重和信任 L2：领导为临床教师参与教学工作提供便利 L3：领导为临床教师提供关于教学工作的相关信息 L4：当临床教师因教学工作有情绪问题时，可以得到领导的支持 L5：当临床教师因个人问题影响教学工作时，领导会给予帮助 L6：当临床教师因教学工作表现出色时，领导会给予肯定

① IBRAHIM H I. The relationship between job stress, co-worker support and organization-based self-esteem: a survey across different occupations [J]. Researchers world, 2014, 5 (2): 69.

② HOUSE J S. Measures and concepts of social support [J]. Social support and health, 1985: 83 - 108.

续上表

变量	题项
同事支持	T1：同事会与临床教师分享关于教学工作的相关信息 T2：同事会与临床教师在教学工作中相互合作 T3：当遇到业务问题时，临床教师可以得到同事的指导和帮助 T4：当因教学工作有情绪问题时，临床教师可以得到同事的支持 T5：当因个人问题影响教学工作时，临床教师可以得到同事的帮助
团队沟通	D1：临床教师经常与学生沟通教学中遇到的问题 D2：临床教师经常与同事沟通教学中遇到的问题 D3：临床教师经常与领导沟通教学中遇到的问题 D4：临床教师经常与教学管理人员沟通教学过程中遇到的问题
工作反馈	K1：能及时得到学生对自己教学工作的反馈 K2：能及时得到同事对自己教学工作的反馈 K3：能及时得到上级领导对自己教学工作的反馈 K4：能及时得到教学管理部门对自己教学工作的反馈

③个体特征层面因素。

个体特征层面因素主要包括教学信念、教学情感和工作负担。

教学信念，指临床教师对于自我教师身份和教师角色的信念。教师信念是一个复杂的信念系统，根据国外众多学者的研究，教学信念主要包括学科信念、教学和学习信念、学生信念和自我信念等。[1] 另外，有学者认为信念分为所认同的信念和行动中的信念[2]。本研究中的教学信念指的是临床教师所认同的信念，而非实际行动中所表现出来的信念。

教学情感，指临床教师对教学的热爱程度及主观的投入意愿。

工作负担主要指临床教师所承担的工作负荷。对工作负荷的测量条目，本研究借鉴了特里·贝尔（Terry A. Beehr）等人在1976年开发的包括3个条目的角色超载量表。另外，考虑到临床教师工作的特殊性，又设计了一条临床教师需要应对突发状况的条目。

个体特征层面因素变量的具体题项见表4-4。

---

①② 谢翌. 教师信念：学校教育中的"幽灵"———一所普通中学的个案研究［D］. 长春：东北师范大学，2006：42.

表 4 - 4　个体特征层面因素变量的测量题项

变量	题项
教学信念	N1：自己除了是一名医生/护士外，还是一名教师 N2：认真履行教师职责是自己的义务 N3：教学工作是自己工作的必需部分 N4：培养医学人才是自己应承担的责任
教学情感	Q1：喜欢做教师 Q2：喜欢和学生在一起 Q3：很享受教学的过程 Q4：为教学工作投入了大量业余时间
工作负担	F1：在正常工作时间内，没有足够时间完成所有的工作 F2：工作安排中几乎没有空闲的时间 F3：工作状态总是匆匆忙忙 F4：总是要在额外时间完成必需的工作 F5：工作中，经常需要处理突发事件

除以上三个层面的影响因素外，本研究还加入了个人属性和组织属性变量。个人属性变量包括性别、年龄、教师类型、临床工作年限、学历层次、职称、职务、教学工作量。组织属性变量包括所在地区、医院类型、所在科室。

2. 预测调查问卷的修订完善与试测

预测调查问卷初步形成后，笔者进行了小范围的专家咨询和问卷试测，通过采纳专家和研究对象的具体建议和意见，对问卷中的部分题项内容进行了修订完善。

角色冲突部分的问卷题项采用李克特 5 点记分法，1 代表"完全不符合"，2 代表"基本不符合"，3 代表"不确定"，4 代表"基本符合"，5 代表"完全符合"；角色冲突影响因素部分的问卷题项也采用李克特 5 点记分法，1 代表"完全不同意"，2 代表"不同意"，3 代表"不确定"，4 代表"同意"，5 代表"完全同意"。

本研究的研究对象是医学院校的临床教师，预调查时在河南、江苏、甘肃三省各选取了一所医学院校发放预调查问卷 150 份，收回 132 份，其中，无效问卷 21 份，有效问卷 111 份，有效回收率为 74%。

（二）预测调查问卷的信度与效度分析

信度和效度是检验研究质量的核心指标。信度指的是测量工具的可靠性程度，即同一现象用该测量工具重复测量是否能得到相同的结果，信度代表测量结果的一致性和稳定性。效度反映的是测量工具的有效性，即该测量工具在多大程度上能反映需要测量的指标。

本研究采纳的信度指标是内部一致性系数，即 α 系数（克隆巴赫 Cronbach's alpha 系数）。内部一致性系数是社会科学研究中最常使用的信度指标，反映了测量同一概念的多个题项的内部一致性程度，通常为 0~1，越靠近 1，代表信度越高，测量工具越可靠。一般认为 α 系数 >0.5 是可以接受的。

根据比较常用的效度指标，本研究采用内容效度和建构效度 2 个指标。内容效度指测量工具能够测出的内容的各个方面与待测变量所涵盖的内容诸方面的定性比较。[①] 建构效度的基础是变量之间的逻辑关系[②]，反映的是实际测量到的所要测量的理论结构和特质的程度，即测量工具对通过理论可能推论出的维度的反映情况。

1. 角色冲突量表的因素分析和信度检验

对医学院校临床教师角色冲突量表探索性因素分析采用主成分因素分析，并进行正交旋转。项目的选取标准为因子负荷量不小于 0.4，因子的提取标准为因子特征值大于 1。信度检验采用内部一致性系数。根据探索性因素分析题项删除原则[③]，删除因素负荷量小于 0.5 的 QC2，重新进行探索性因素分析，通过分析可知，KMO（Kaiser-Meyer-Olkin）统计量为 0.876。同时，Bartlett's 球形检验卡方值为 741.222，$P < 0.001$，达到显著，表明数据适合进行因素分析。探索性因素分析结果显示，有 3 个因子的特征值大于 1，累积解释变异量为 60.174%，说明可以提取 3 个因子。因子负荷旋转矩阵及每个因子的 α 系数具体见表 4–5。

---

① 张红霞. 教育科学研究方法［M］. 北京：教育科学出版社，2009：223.

② 巴比. 社会研究方法［M］. 11 版. 邱泽奇，译. 北京：华夏出版社，2018：146.

③ 吴明隆. 问卷统计分析实务：SPSS 操作与应用［M］. 重庆：重庆大学出版社，2010：483 – 492.

表 4 - 5　角色冲突量表因素分析

因素项/测量题项	因素负荷值		
QA1：学校或医院对教学的要求与实际教学制度有冲突的情形	0.703		
QA2：学校和医院关于教学的政策制度有相互矛盾的情形	0.633		
QA3：个人对教学的期望、设想与现实情况不同	0.598		
QA4：学校和医院对教学的期望与个人对教学的想法不同	0.811		
QA5：目前所从事的教学工作不能实现个人志向和抱负	0.710		
QB1：因为工作量太大，不得不忽略个人爱好		0.738	
QB2：因为忙于临床工作，个人对教学工作有所忽视		0.604	
QB3：因为临床工作的要求，个人难以全身心投入教学中		0.506	
QB4：因为临床工作的要求，在教学时个人总是难以放松		0.637	
QB5：对于不能平衡临床和教学工作，有时候个人感到很无奈		0.576	
QB6：因为忙于临床工作，很难成为自己理想中的教师		0.536	
QC1：缺乏足够的培训以促进教学工作的开展			0.670
QC3：教学经验不足以支持自己圆满地完成教学任务			0.742
QC4：经常因缺乏人力资源而无法完成上级指派的教学任务			0.668
QC5：缺乏外部提供的物质资源以帮助自己开展教学改革			0.707
特征值	6.560	1.263	1.203
解释变异量/%	43.733	8.421	8.020
累积解释变异量/%	43.733	52.154	60.174
α 系数	0.824	0.839	0.765

结果显示，本研究设计的关于临床教师角色冲突的测量工具结构合理、内部一致性水平较高，可以有效测量医学院校临床教师的角色冲突。

2. 角色冲突影响因素量表的因素分析和信度检验

笔者分别对医学院校临床教师角色冲突及影响因素问卷中的三大影响因素进行了因素分析和信度检验。探索性因素分析采用主成分因素分析，并进行正交旋转。项目的选取标准为因素负荷量不小于 0.5，因子的提取标准为因子特征值大于 1。信度检验采用内部一致性系数。

（1）组织环境层面因素分析。

通过分析可知，组织环境层面因素的 KMO 统计量为 0.884。同时，Bartlett's 球形检验卡方值为 5 878.824，$P < 0.001$，达到显著，表明数据适合进行因素分析。探索性因素分析结果显示，有 5 个因子的特征值大于 1，累积解释变异量为 68.892%，说明可以提取 5 个因子。因子负荷旋转矩阵及每个因子的 α 系数见表 4 - 6。

表 4 - 6　组织环境层面影响因素量表的因素分析

因素项/测量题项	因素负荷值				
Z1：教学管理部门尽力让临床教师知晓相关的聘任要求	0.854				
Z2：教学管理部门尽力让临床教师知晓相关的教学要求	0.877				
Z3：教学管理部门尽力让临床教师知晓相关的培养政策和制度	0.819				
Z4：教学管理部门尽力让临床教师知晓相关的激励政策和制度	0.788				
X1：医院或学校对临床教师教学工作的安排会考虑其临床工作情况		0.715			
X2：医院或学校会尽力解决临床教师在教学过程中遇到的问题		0.724			
X3：医院或学校为促进临床教师提升教学能力提供培训机会		0.711			
X4：医院或学校为临床教师的教学工作和教学改革提供经费保障		0.810			
X5：医院或学校为临床教师的教学工作和教学改革提供人力资源保障		0.800			
P1：医院或学校对教学工作非常重视			0.530		
P2：医院或学校有针对教学工作的奖励			0.570		
P3：教学表现在临床教师的整个工作评价中占有重要比重			0.786		
P4：教学表现在临床教师的职称晋升中占有重要比重			0.776		

续上表

因素项/测量题项	因素负荷值				
C1：临床教师可以自主决定如何开展教学工作				0.702	
C2：临床教师对所在团队的教学工作开展有发言权和影响力				0.832	
C3：临床教师对影响教学工作的决策有发言权和影响力				0.792	
C4：领导愿意听取和接受临床教师对教学工作的意见和建议				0.714	
G1：成为临床教师以前，接受过足够的教学培训					0.766
G2：成为临床教师以后，受到足够的教学培训					0.824
G3：临床教师培训能够帮助其胜任教学工作					0.751
G4：临床教师培训对其教学工作有很大的帮助					0.721
特征值	3.416	3.331	2.852	2.758	2.111
解释变异量/%	16.265	15.860	13.581	13.135	10.051
累积解释变异量/%	16.265	32.125	45.706	58.841	68.892
α 系数	0.885	0.882	0.736	0.813	0.778

根据前期理论分析，结合探索性因素分析和信度分析的结果表明，本研究设计的组织环境层面影响因素的测量工具结构合理、内部一致性水平较高，可以有效测量医学院校临床教师所处组织环境中制度明晰、行政支持、评价导向、参与决策和培训感知等因素。

（2）人际互动层面因素分析。

通过分析可知，人际互动层面因素的 KMO 统计量为 0.919，Bartlett's 球形检验卡方值为 5 479.623，$P < 0.001$，达到显著，表明数据适合进行因素分析。探索性因素分析结果显示，有 4 个因子的特征值大于 1，累积解释变异量为 69.2%，说明可以提取 4 个因子。因子负荷旋转矩阵及每个因子的 α 系数，具体见表 4 - 7。

表4-7　人际互动层面影响因素量表的因素分析表

因素项/测量题项	因素负荷值			
L1：领导对临床教师的教学工作表示尊重和信任	0.713			
L2：领导为临床教师参与教学工作提供便利	0.815			
L3：领导为临床教师提供关于教学工作的相关信息	0.723			
L4：当临床教师因教学工作有情绪问题时，可以得到领导的支持	0.761			
L5：当临床教师因个人问题影响教学工作时，领导会给予帮助	0.763			
L6：当临床教师的教学工作表现出色时，领导会给予肯定	0.743			
T1：同事会与临床教师分享关于教学工作的相关信息		0.691		
T2：同事会与临床教师在教学工作中相互合作		0.815		
T3：当遇到业务问题时，临床教师可以得到同事的指导和帮助		0.785		
T4：当因教学工作有情绪问题时，临床教师可以得到同事的支持		0.721		
T5：当因个人问题影响教学工作时，临床教师可以得到同事的帮助		0.682		
D1：临床教师经常与学生沟通教学中遇到的问题			0.848	
D2：临床教师经常与同事沟通教学中遇到的问题			0.769	
D3：临床教师经常与领导沟通教学中遇到的问题			0.683	
D4：临床教师经常与教学管理人员沟通教学过程中遇到的问题			0.647	
K1：能及时得到学生对自己教学工作的反馈				0.753
K2：能及时得到同事对自己教学工作的反馈				0.796
K3：能及时得到上级领导对自己教学工作的反馈				0.772
K4：能及时得到教学管理部门对自己教学工作的反馈				0.779
特征值	4.067	3.368	3.063	2.649

续上表

因素项/测量题项	因素负荷值			
解释变异量/%	21.407	17.728	16.122	13.943
累积解释变异量/%	21.407	39.135	55.256	69.200
α 系数	0.887	0.841	0.837	0.855

　　根据前期通过理论分析获得的可能的影响因素，结合探索性因素分析和信度分析的结果表明，本研究设计的人际互动层面影响因素的测量工具结构合理，内部一致性水平较高，可以有效测量医学院校临床教师教学工作中的领导支持、同事支持、团队沟通和工作反馈等人际互动因素。

　　（3）个体特征层面因素分析。

　　通过分析可知，个体特征层面因素的 KMO 统计量为 0.871，Bartlett's 球形检验卡方值为 3 447.890，$P < 0.001$，达到显著，表明数据适合进行因素分析。探索性因素分析结果显示，有 3 个因子的特征值大于 1，累积解释变异量为 69.76%，说明可以提取 3 个因子。因子负荷旋转矩阵及每个因子的 α 系数，具体见表 4 - 8。

表 4 - 8　个体特征层面影响因素量表的因素分析表

因素项/测量题项	因素负荷值		
N1：自己除了是一名医生/护士外，还是一名教师	0.791		
N2：认真履行教师职责是自己的义务	0.875		
N3：教学工作是自己工作的必需部分	0.831		
N4：培养医学人才是自己应承担的责任	0.756		
Q1：喜欢做教师		0.810	
Q2：喜欢和学生在一起		0.837	
Q3：很享受教学的过程		0.797	
Q4：为教学工作投入了大量业余时间		0.637	
F1：在正常工作时间内，没有足够时间完成所有的工作			0.776
F2：工作安排中几乎没有空闲的时间			0.810
F3：工作状态总是匆匆忙忙			0.865

续上表

因素项/测量题项	因素负荷值		
F4：总是要在额外时间完成必需的工作			0.820
F5：工作中，经常需要处理突发事件			0.736
特征值	3.275	3.058	2.736
解释变异量/%	25.191	23.524	21.046
累积解释变异量/%	25.191	48.715	69.761
α 系数	0.821	0.763	0.832

根据对个体特征层面中与角色冲突相关的影响因素分析，结合探索性因素分析和信度分析的结果表明，本研究设计的关于个体特征的测量工具结构合理，内部一致性水平较高，可以有效测量医学院校临床教师的教师信念、教学情感和工作负担等因素。

（三）问卷调查的具体过程

调查对象的选择主要根据区域划分，即在东部、中部和西部地区各选择5~6个省份，每个省份选择一所医学院校，包括综合或单科院校，涵盖"双一流"高校和省属地方院校。

问卷发放采用三种形式：①通过面对面直接发放纸质问卷，研究对象当场填写并回收，若不能当场收回，则在一周内收回。有12个省份的问卷采用该形式发放，共发放问卷400份，回收384份，回收率为96%；有效问卷327份，有效回收率为81.75%。②通过手机点对点或群发微信链接，研究对象通过链接直接在手机上填写提交。有6个省份的问卷发放采用该方式。由于该方式完全由调查对象自行填写和提交，发送链接者只能督促提醒其完成，无法确认其是否填写并提交，所以无法计算回收率。但由于系统已自动设置，若调查对象忘记填写某些问题，系统将会提示，直至该份问卷的全部问题都填写完毕才可以提交成功。因此，通过该方式提交的问卷没有出现缺失的情况，全部为有效问卷。③通过电子邮箱向邀请研究对象发送网页链接，并要求在规定时间内完成提交。该方式发送了3个链接，只收回1份问卷。

本次调查共回收有效问卷473份，有效样本量符合要求。

有效样本的来源地区、学校、医院等具体情况详见表4-9。其中，学校名称和医院名称分别以A、B和a、b、c代表；学校层次简写为"双一流"

和省属；医院类型包括直属附属医院、非直属附属医院和教学医院，分别简写为直属、附属和教学。

表4-9　医学院校临床教师角色冲突问卷调查有效样本的地区、学校、医院来源统计

区域	综合性大学				单科性医学院校			
	省份／直辖市	学校名称（学校层次）	医院名称（医院类型）	有效样本量	省份／直辖市	学校名称（学校层次）	医院名称（医院类型）	有效样本量
东部	上海	A大学（"双一流"）	a医院（直属） b医院（附属）	15	江苏	A大学（省属）	a医院（直属） b医院（附属） c医院（教学）	87
	浙江	A大学（"双一流"）	a医院（直属）	18	广东	B大学（省属）	a医院（直属）	22
	广东	A大学（"双一流"）	a医院（直属） b医院（附属）	37				
	山东	A大学（"双一流"）	a医院（附属）	18				
中部	吉林	A大学（"双一流"）	a医院（直属）	20	黑龙江	A大学（省属）	a医院（直属）	26
	湖南	A大学（"双一流"）	a医院（直属） b医院（教学）	22	河南	A大学（省属）	a医院（直属） b医院（直属）	42
	湖北	A大学（"双一流"）	a医院（直属）	15	山西	A大学（省属）	a医院（附属）	31
西部	甘肃	A大学（"双一流"）	a医院（直属） b医院（教学）	30	云南	A大学（省属）	a医院（直属）	11
	陕西	A大学（"双一流"）	a医院（直属）	15	重庆	A大学（省属）	a医院（直属） b医院（直属）	17
	四川	A大学（"双一流"）	a医院（直属）	19	新疆	A大学（省属）	a医院（直属）	28

整理好有效问卷后，先对问卷进行编号并输入统计软件中，编号顺序是省份字母缩写＋医院字母缩写＋医生或护士＋序号，如上海（SH）、中山医院（ZS）、医生（D）、护士（N），然后进行数据录入工作。本研究有效样本的特征统计见表4-10。

表4-10　医学院校临床教师角色冲突问卷调查有效样本的特征统计

特征项目		人数/人	所占比例/%
地区	东部	197	41.6
	中部	156	33.0
	西部	120	25.4
学校类型	综合性大学	209	44.2
	单科性医学院校	264	55.8
医院类型	直属附属医院	343	72.5
	非直属附属医院	109	23.0
	教学医院	21	4.4
科室类型	内科	179	37.8
	外科	150	31.7
	妇产科、儿科	57	10.8
	其他	93	19.7
性别	男	196	41.4
	女	277	58.6
专业	医生	317	67.0
	护士	156	33.0
职称	初级	130	27.5
	中级	211	44.6
	副高	93	19.7
	正高	39	8.2
职务	科室领导	86	18.2
	科室教学管理	121	25.6
	无	266	56.2

（四）正式调查问卷的信效度分析

1. 角色冲突量表的信度和效度分析

（1）角色冲突量表的效度检验。

在建构效度方面，本研究采用验证性因素分析（confirmatory factor analysis，CFA）方法对其进行验证，检验角色冲突测量模型的拟合情况和信效度指标。应用 AMOS20.0 软件进行数据分析，采用结构方程模型适配度指标来评价假设的模型图与收集的数据是否相互适配，主要包括基本适配指标、整体模型适配度指标和模型内在结构指标等。[①] 其中，比较常用的评价指标包括：渐进残差均方和平方根（root mean square error of approximation，RMSEA），RMSEA < 0.05 表示模型拟合很好，RMSEA < 0.08 说明模型可以接受；良适性适配指标（goodness-of-fit indices，GFI）或调整后良适性适配指标（adjusted goodness-of-fit indices，AGFI），一般判别标准为大于 0.90；比较拟合指数（comparative fit index，CFI），CFI > 0.90 表明模型拟合很好，不规范拟合指数 TLI（tucker-lewis index，TLI）（或称 non-normed fit index，NNFI），TLI > 0.90 表明模型拟合很好；简约适配度指标（parsimony goodness-of-fit indices，PGFI），一般采用 PGFI > 0.50 为模型可接受的范围。还有一个重要的判定指标，标准化残差均方根（standardized root mean-square residual，SRMR），SRMR < 0.08 一般说明模型可以接受。

建立角色冲突的高阶因子模型进行分析，模型可以收敛识别，如图 4 - 1 所示。模型主要的适配度指标比较理想，指标值如下：$\chi^2 = 278.351$，$\chi^2/df = 3.199$，CFI = 0.932，TLI = 0.918，RMSEA = 0.068，SRMR = 0.042，但个别题项的因子负荷值小于 0.50，具体是：QB1 因子负荷值 0.48，故在问卷中删除该题项，并重新编排每个维度题项的编号。

根据删除题项后的问卷，重新建立角色冲突的三因子模型和高阶因子模型进行分析，两个模型均可以收敛识别（见图 4 - 2、图 4 - 3）。三因子模型主要的适配度指标都比较理想，除 RFI = 0.891 以外，进行模型适配判断，均符合标准（见表 4 - 11）。说明三个因子还存在一个共同的高阶因子，这与本研究的文献分析和理论假设一致。高阶因子模型的回归系数表中，除了设为固定参数值 1 的路径不需要进行路径系数显著性检验以外，其余路径参数估计值都达到了显著性水平（见表 4 - 12）。

---

① 吴明隆. 结构方程模型：AMOS 的操作和应用 [M]. 重庆：重庆大学出版社，2009：37 - 59.

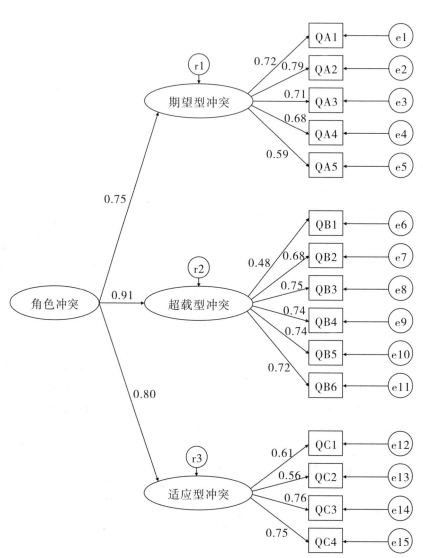

图 4 - 1　角色冲突高阶因子模型初始路径图及标准化估计值模型图

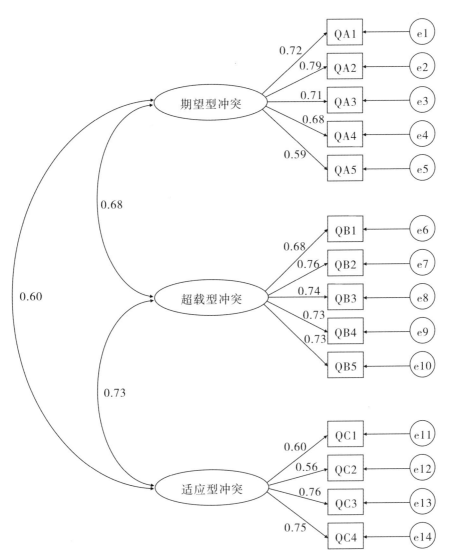

图 4 - 2　角色冲突三因子模型路径图及标准化估计值模型图

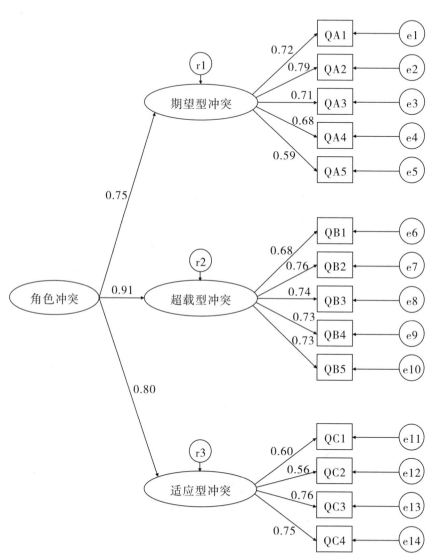

图4-3 角色冲突高阶因子模型路径图及标准化估计值模型图

表 4 - 11　角色冲突量表验证性因素分析的适配度检验摘要表

基本适配度检验指标			
评价项目	三因子模型	高阶因子模型	模型适配判断
是否没有负的误差变异量	均为正数	均为正数	符合
因素负荷量是否介于 0.5 ~ 0.95 之间	是	是	符合
是否没有很大的标准误差	没有	没有	符合

整体模型适配度检验指标				
统计检验量	适配的标准或临界值	三因子模型	高阶因子模型	模型适配判断
绝对适配度指数				
卡方值	$P > 0.05$	249.158 ($P < 0.001$)	249.158 ($P < 0.001$)	不符合（详见下文解释）
RMR 值	< 0.05	0.050	0.050	基本符合
RMSEA 值	< 0.08	0.071	0.071	符合
GFI 值	> 0.90 以上	0.930	0.930	符合
AGFI 值	> 0.90 以上	0.900	0.900	符合
增值适配指数				
NFI 值	> 0.90 以上	0.911	0.911	符合
RFI 值	> 0.90 以上	0.891	0.891	基本符合
IFI 值	> 0.90 以上	0.936	0.936	符合
TLI 值（NNFI 值）	> 0.90 以上	0.921	0.921	符合
CFI 值	> 0.90 以上	0.935	0.935	符合
增值适配度指数				
PGFI 值	> 0.50 以上	0.655	0.655	符合
PNFI 值	> 0.50 以上	0.741	0.741	符合
PCFI 值	> 0.50 以上	0.761	0.761	符合
卡方自由度比	< 2.00（5.00）	3.367	3.367	符合

在整体模型适配度的判别方面，卡方值易受样本数量多少的影响，随着样本观察值的增多，模型卡方值也会变大，此时显著性概率值 P 会变得很小，容易形成拒绝虚无假设的结论。因而样本数较多时，在整体模型适配度的判别方面，应同时参考其他适配度统计量，而不应只从卡方值来判断。[①]整体而言，本研究提出的"临床教师角色冲突量表"验证性因素分析模型与实际观察数据的适配情形良好。

表4-12 角色冲突量表验证性因素分析的回归系数表

	Estimate	S. E.	标准化因素负荷	C. R.
期望型冲突←角色冲突	1.000		0.749	0.749＊＊＊
超载型冲突←角色冲突	1.372	0.143	0.914	9.596＊＊＊
适应型冲突←角色冲突	1.003	0.111	0.804	9.022＊＊＊
QA1←期望型冲突	1.000		1.000	
QA2←期望型冲突	1.142	0.075	0.789	15.289＊＊＊
QA3←期望型冲突	1.014	0.073	0.708	13.910＊＊＊
QA4←期望型冲突	1.056	0.079	0.677	13.358＊＊＊
QA5←期望型冲突	0.980	0.083	0.594	11.781＊＊＊
QB1←超载型冲突	1.000		0.682	
QB2←超载型冲突	1.072	0.075	0.758	14.380＊＊＊
QB3←超载型冲突	1.081	0.077	0.741	14.099＊＊＊
QB4←超载型冲突	0.999	0.072	0.727	13.869＊＊＊
QB5←超载型冲突	1.014	0.073	0.728	13.887＊＊＊
QC1←适应型冲突	1.000		0.605	
QC2←适应型冲突	0.986	0.101	0.563	9.771＊＊＊
QC3←适应型冲突	1.320	0.111	0.758	11.931＊＊＊
QC4←适应型冲突	1.256	0.106	0.754	11.896＊＊＊

① 吴明隆. 结构方程模型：AMOS 的操作和应用［M］. 重庆：重庆大学出版社，2009：233.

在测量模型中，若几个观察变量测量的潜在特质构念同质性很高，则这几个观察变量的相关会呈现中高度关系，其因素负荷值也会较大。这表示测量同一特质构念的测量指标会落在同一个因素构念上，这种效度称为聚合效度。① 初阶因素构念与条目之间因素负荷值实质就是二者之间的相关系数，根据该测量模型验证性因素分析的结果，所有测量变量的因素负荷值介于0.563～0.789 之间，即都符合 0.50～0.95 的标准。另外，初阶因素与二阶因素之间的因素负荷值均超过了 0.75，即初阶因素构念与二阶因素构念之间表现出高度聚合性，说明两者具有很强的相关性，显示了该测量模型结构的合理性。另外，平均方差抽取量（average variance extracted，AVE）也是检验模型收敛效度的指标，是潜在变量可以解释其指标变量变异值的比值，其数值越大，表示测量指标越能有效反映其共同因素构念的潜在特质，可以利用指标因素负荷值与观察变量的误差变异量来估算，一般的判别标准是大于0.50。② 该测量模型的平均方差抽取量具体数值见表 4-13，有两个指标未达到 0.50，但已经较为接近，可以认为基本符合。

表 4-13 角色冲突量表信度和结构效度表

测量指标/构念	因素负荷值	信度系数	测量误差变异量	组合信度	平均方差抽取值
QA1	0.719	0.517	0.483		
QA2	0.789	0.623	0.377		
QA3	0.708	0.501	0.499		
QA4	0.677	0.458	0.542		
QA5	0.594	0.353	0.647		
				0.827	0.490
QB1	0.682	0.465	0.535		
QB2	0.758	0.575	0.425		
QB3	0.741	0.549	0.451		

① 吴明隆. 结构方程模型：AMOS 的操作和应用 [M]. 重庆：重庆大学出版社，2009：214.

② 吴明隆. 结构方程模型：AMOS 的操作和应用 [M]. 重庆：重庆大学出版社，2009：227.

续上表

测量指标/构念	因素负荷值	信度系数	测量误差变异量	组合信度	平均方差抽取值
QB4	0.727	0.529	0.471		
QB5	0.728	0.530	0.470		
				0.849	0.530
QC1	0.605	0.366	0.634		
QC2	0.563	0.317	0.683		
QC3	0.758	0.575	0.425		
QC4	0.754	0.569	0.431		
				0.768	0.457
期望型冲突	0.749	0.561	0.439		
超载型冲突	0.914	0.835	0.165		
适应型冲突	0.804	0.646	0.353		
				0.864	0.681

　　根据以上分析结果，医学院校临床教师角色冲突量表由"期望型冲突""超载型冲突"和"适应型冲突"这3个因子构成，且在这3个因子之上存在"角色冲突"的高阶因子，这一结论与最初的研究预期和假设一致，也进一步证实了医学院校临床教师角色冲突量表具有良好的建构效度。

　　（2）角色冲突量表的信度分析。

　　首先，通过SPSS21.0软件的内部一致性系数（Cronbach's α 系数）对角色冲突量表的信度进行检验，一般 α 系数 >0.7 认为是较好的。[①] 该量表各个因素构念的系数都在0.7以上，具体结果见表4–14，表明量表整体及各维度的内部一致性系数均达到较高信度水平，因而具有较好的信度。

---

　　① 吴明隆. 问卷统计分析实务：SPSS 操作与应用 ［M］. 重庆：重庆大学出版社，2010：237.

表 4 – 14　角色冲突量表的内部一致性系数检验表

量表因素构念	题项数	Cronbach's α 系数
期望型角色冲突	5	0.821
超载型角色冲突	5	0.848
适应型角色冲突	4	0.763
角色冲突总量表	14	0.896

根据拟合的标准化模型图，三个初阶因素的因素负荷量分别是 0.749、0.914、0.804。潜在变量"期望型冲突""超载型冲突""适应型冲突"的测量指标的因素负荷值分别是 0.719、0.789、0.708、0.677、0.594；0.682、0.758、0.741、0.727、0.728；0.605、0.563、0.758、0.754（见表 4 – 13）。根据因素负荷值可以计算出四个潜在变量——"角色冲突""期望型冲突""超载型冲突""适应型冲突"的组合信度[①]，具体数值见表 4 – 13。所有潜在变量的组合信度介于 0.768 ~ 0.864 之间，均大于 0.70，说明该测量模型的内在质量佳。

根据以上对量表的效度检验和信度分析，本研究中医学院校临床教师角色冲突量表具有良好的信度和效度，可以作为我国医学院校的临床教师角色冲突的测量工具。

2. 临床教师角色冲突影响因素量表信效度分析

笔者运用验证性因素分析对组织环境影响因素和人际互动影响因素的测量模型进行检验。从验证性因素分析的结果和拟合指数来看，各项拟合指数基本达到要求，测试题项与其对应的潜在变量之间具有较高的一致性和适切性，说明组织环境因素和人际互动因素的测量模型均具有良好的结构效度与拟合结果。运用 α 系数对角色冲突影响因素量表的信度进行检验，结果表明各量表的内部一致性系数均达到较高信度水平，具有较好的信度，结果见表 4 – 15、表 4 – 16。

---

① 组合信度是检验潜在变量的信度指标，可以利用指标因素负荷值与观察变量的误差变异量来估算，若潜在变量的组合信度值在 0.60 以上，表示模型的内在质量理想。

表4-15　组织环境因素信效度分析和拟合指数表

	标准化因素负荷值	C. R.	α 系数	拟合指数
Z1←制度明晰	0.709			
Z2←制度明晰	0.740	22.668 * * *	0.902	
Z3←制度明晰	0.917	18.183 * * *		
Z4←制度明晰	0.884	17.907 * * *		
X1←行政支持	0.722			
X2←行政支持	0.858	17.406 * * *		CMIN：464.709
X3←行政支持	0.766	15.717 * * *	0.887	DF：180
X4←行政支持	0.747	15.263 * * *		CMIN/DF：2.582
X5←行政支持	0.755	15.447 * * *		SRMR = 0.067
P1←评价导向	0.614			GFI = 0.906
P2←评价导向	0.777	11.779 * * *		AGFI = 0.879
P3←评价导向	0.642	10.620 * * *	0.746	PGFI = 0.706
P4←评价导向	0.471	8.277 * * *		CFI = 0.951
C1←参与决策	0.681			NFI = 0.922
C2←参与决策	0.880	16.247 * * *		RFI = 0.909
C3←参与决策	0.820	15.545 * * *	0.846	IFI = 0.951
C4←参与决策	0.683	13.297 * * *		TLI = 0.942
G1←培训感知	0.848			RMSR = 0.058
G2←培训感知	0.897	18.955 * * *		
G3←培训感知	0.568	12.575 * * *	0.833	
G4←培训感知	0.528	11.563 * * *		

表 4 - 16　人际互动因素信效度分析和拟合指数表

	标准化因素负荷值	C. R.	α 系数	拟合指数
L1←领导支持	0.725			
L2←领导支持	0.807	16.963 * * *		
L3←领导支持	0.769	16.163 * * *	0.897	
L4←领导支持	0.816	17.161 * * *		
L5←领导支持	0.756	15.877 * * *		
L6←领导支持	0.756	15.887 * * *		CMIN：473.731
T1←同事支持	0.658			DF：146
T2←同事支持	0.773	17.617 * * *		CMIN/DF：3.245
T3←同事支持	0.763	13.816 * * *	0.873	SRMR = 0.046 GFI = 0.902
T4←同事支持	0.789	14.160 * * *		AGFI = 0.872
T5←同事支持	0.781	14.064 * * *		PGFI = 0.693
D1←团队沟通	0.614			CFI = 0.939 NFI = 0.915
D2←团队沟通	0.659	15.325 * * *		RFI = 0.900
D3←团队沟通	0.869	13.547 * * *	0.841	IFI = 0.940
D4←团队沟通	0.778	12.934 * * *		TLI = 0.929 RMSR = 0.069
K1←工作反馈				
K2←工作反馈		17.811 * * *		
K3←工作反馈		18.944 * * *	0.881	
K4←工作反馈		17.275 * * *		

（五）具体统计方法的使用

1. 临床教师的角色冲突研究

关于临床教师角色冲突的整体现状与群体差异，主要采用描述性统计分析和均数间的比较。其中，描述性分析主要是根据数据分布的类型，选择合适的指标，表示数据分布的集中趋势和离散程度。均数或中位数间的比较依据需要比较的样本组数，若分组数为两组的，直接采用独立样本 T 检验

（independent-samples T test），分组数为多组采用方差分析（analysis of variance，ANOVA），再根据其显著性程度进行两两之间的比较。

2. 临床教师的角色冲突影响因素研究

相关分析用于描述两个变量间联系的密切程度，如果一个变量增大，另一个变量也增大，两个变量之间则呈正相关；如果一个变量增大，另一个变量减小，两个变量之间的关系则呈负相关。但两个变量之间没有主次关系，处于同等的位置。若两个连续变量之间呈线性关系，可以用皮尔森相关系数来表示变量之间的线性关系的大小。在本研究中，首先采用相关分析对变量之间的关系进行初步的探索性分析，为后续的回归分析和结构方程模型奠定基础。

临床教师的角色冲突影响因素研究部分，将主要采用回归分析和结构方程模型建构和检验。在分析组织环境、人际互动和个体特征因素中的各个因素对角色冲突的影响时，将采用多元线性回归分析。回归分析是处理 2 个及 2 个以上变量间线性依存关系的统计方法，在回归分析中，被影响的变量称为因变量，引起因变量变化的变量称为自变量，若存在 2 个以上的自变量，即为多元回归分析。按照因变量和自变量的数量对应关系，分为一个因变量对多个自变量的回归分析，以及多个因变量对多个自变量的回归分析，按回归类型可分为线性回归和非线性回归。根据研究目的，本研究将分别讨论各影响因素对角色冲突各维度的影响，因此，将建立 3 个多元线性回归方程，具体操作上，采用 SPSS16.0 软件进行分析。

因为本研究中存在较多的自变量和因变量，且大多是潜在变量，变量之间可能存在更复杂的关系。因此，关于临床教师角色冲突的影响因素部分还将运用结构方程分析，也称为结构方程建模（structural equation modeling，SEM），SEM 适用于传统的统计分析方法所不能妥善处理的潜在变量，可以分析一些涉及潜在变量的复杂关系。总体来说，SEM 可以同时处理多个因变量，容许自变量和因变量含测量误差，同时估计因子结构和因子关系，容许更大弹性的测量误差，估计整个模型的拟合程度。具体操作上，本研究采用 AMOS20.0 软件对假设模型进行检验。

二、医学院校临床教师角色冲突及其影响因素的质性研究

(一) 质性研究的目的与思路

本研究运用质性研究，主要有如下目的：①了解临床教师的所思所想，挖掘临床教师自己及发生在他们身边的教育、生活故事，对量化研究结果进行情境性解释。②了解通过量化研究获得的影响因素引起临床教师角色冲突产生的内部过程，即这种影响是怎样发生的，为什么会发生。③为研究现象获得一个比较广阔和整体的视野，寻找不能完全使用量化研究，而需要使用质性研究才能获知的影响因素，以补充量化研究结果，从多重角度对研究现象进行比较深入、细致的分析。④通过临床教师对教育事件的描述，探索他们的临床教学生活和教学文化中的重要概念、主题、其中隐含的意义以及这些意义对本研究的启示。⑤了解临床教师在面临冲突时的应对资源和社会资本，为本研究思考解决问题的对策建议提供参考。

本研究中涉及的质性研究部分主要采用访谈法。同时，为了进一步佐证、解释访谈教师提供的资料，会参照相关学校关于临床教师聘任、培养、晋升、激励等政策文件，这些政策文件主要通过网络查询、熟人获取等方式取得。

(二) 访谈提纲与问题设计

访谈通常由主要问题、追踪问题和探测性问题进行合理组织架构而成。主要问题需要事先设计好，以确保能包括研究问题的所有主要部分；追踪问题探究的是被访者对自己所提到的主题、概念和事件的解释；探测性问题能帮助研究者管理对话，使对话始终围绕主题，向访谈对象暗示研究者需要的深度水平。[①] 因此，我们在准备访谈提纲时，至少要对可能的主要问题进行罗列，而且这些主要问题由研究问题转化分解而来，能够引导访谈对象回答出研究者所需要的信息。

基于本研究的研究问题主要有三个：①医学院校临床教师角色冲突的结构维度有哪些？②我国医学院校临床教师角色冲突的现状如何？具体包括：临床教师角色冲突的总体特征和不同类型临床教师角色冲突的群体差异如何？临床教师角色冲突的具体表现有哪些？③从组织环境、人际互动、个体特征三个层面，影响临床教师角色冲突的因素主要有哪些？这些因素的影响

---

① 赫伯特·J. 鲁宾，艾琳·S. 鲁宾. 质性访谈方法：聆听与提问的艺术 [M]. 卢晖临，连佳佳，李丁，译. 重庆：重庆大学出版社，2010：114.

效应如何？这些因素是如何影响临床教师角色冲突的？访谈设计的主要问题见表 4-17。

表 4-17　临床教师角色冲突访谈设计主要问题一览表

临床教师角色冲突主要访谈问题
您在开展临床工作和教学工作时，遇到了哪些冲突？具体表现有哪些？您认为临床工作和教学工作之间的关系是怎样的？
您对教学工作和学生的期待与医院、学校的要求一致吗？有没有什么矛盾的地方？这些对您的教学会产生怎样的影响？
您认为医院对教学工作有什么样的要求？学校对临床教师的教学又有什么样的规定？医院和学校在对待教学的问题上有什么不同？这些对您的教学工作会产生怎样的影响？
医院对与临床教师教学相关的培训开展得如何？您对这方面的需求是怎样的？您认为自己目前接受过的教学培训对开展教学工作有什么帮助？
从您从事教学工作开始到现在，医院或学校对教学工作的要求有没有变化？这些变化是如何产生的？对您有什么影响？您是如何去适应这些变化的？
就您所在的科室，教学工作是如何安排的？教学任务是如何分配的？您在其中承担了什么样的角色？
您的领导和同事对您的教学工作有什么样的影响？您有没有发现同事在临床工作和教学工作中出现过一些角色或身份的冲突？
对于教学工作的沟通和反馈，您认为医院或学校做得如何？医院和学校之间的沟通合作如何？教学管理部门和您所在的科室沟通反馈怎样？对您会产生什么样的影响？
您喜欢做老师吗？您是如何看待教学工作的？您认为参与教学工作对大多数临床教师意味着什么？

当然，深度访谈强调的是一种自然情境中的对话，主要以访谈对象的讲述为主，目的在于达至理解的深度，而不是广度。[①] 所以，这些主要问题也只是作为访谈的"骨架"，形成关于研究问题理想的回答，但并非每一个访谈都会涵盖这些问题，只要保证所有访谈不会遗漏这些主要问题即可。而且，质性研究的不确定性决定了主要问题不可能一成不变，随着访谈的逐步进展和所获信息的增多，主要问题也会由概括宽泛转向具体狭窄，以获得访谈对象"对研究者试图建构出的阐释或解释的反应"[②]。因此，表 5-17 列出

---

① 赫伯特·J. 鲁宾，艾琳·S. 鲁宾. 质性访谈方法：聆听与提问的艺术［M］. 卢晖临，连佳佳，李丁，译. 重庆：重庆大学出版社，2010：27.

② 赫伯特·J. 鲁宾，艾琳·S. 鲁宾. 质性访谈方法：聆听与提问的艺术［M］. 卢晖临，连佳佳，李丁，译. 重庆：重庆大学出版社，2010：145.

的主要问题旨在在初始阶段指导访谈的进行，更多细节问题和追踪问题将随着访谈的进行不断深入，以达到访谈所应该追求的深度，细节生动、微妙。①

（三）访谈对象的选择和确定

本研究中访谈对象的选择和确定，使用的是"非概率抽样"方式——"目的性抽样"，即按照研究目的抽取能够为研究问题提供最大信息量的研究对象，主要讲求的是相关性与深度，能够最大可能地解释量化研究的结果。

在具体的抽样方法上，主要采用滚雪球抽样和方便抽样等策略。通过研究者本人和每所案例学校的联络人，了解并认识该案例学校内符合这些特征的临床教师。本研究中访谈的临床教师具体信息见表 4 – 18。

表 4 – 18　医学院校临床教师角色冲突访谈教师的具体信息

序号	地区	医院类型	学科	性别	学历	职称	访谈时间
1	东	直属附属	临床	男	博士	副高	2015 年 5 月
2	东	直属附属	临床	男	博士	副高	2015 年 5 月
3	东	直属附属	护理	女	硕士	正高	2015 年 5 月
4	东	非直属附属	临床	女	硕士	副高	2015 年 6 月
5	东	非直属附属	临床	男	硕士	副高	2015 年 7 月
6	中	直属附属	护理	女	本科	中级	2015 年 8 月
7	西	直属附属	护理	女	硕士	中级	2015 年 9 月
8	中	非直属附属	临床	女	博士	副高	2015 年 10 月
9	中	直属附属	临床	男	博士	正高	2015 年 10 月
10	西	教学医院	临床	男	硕士	副高	2015 年 10 月

（四）访谈资料的收集、整理与分析

访谈开始前，向被访的临床教师说明研究的具体情况及保密原则。访谈结束并完成录音的文字转录工作后，首先对访谈的原始资料进行编号，详细注明访谈对象的工作单位、姓名、性别，访谈时间和地点等，并给每个编号赋予了一个虚拟的名字，便于在后续研究结果中的呈现；然后对每份文字资

---

① 赫伯特·J. 鲁宾，艾琳·S. 鲁宾. 质性访谈方法：聆听与提问的艺术 [M]. 卢晖临，连佳佳，李丁，译. 重庆：重庆大学出版社，2010：114 – 119.

料进行初步的分析和编码，寻找与研究问题相关的文字，了解该份访谈资料中可能出现的概念和主题等。

质性研究部分的整理与分析方法包括编码、建立类属进行归类和比较、撰写备忘录等。访谈的文本资料通过 MAXQDA 10 质性数据分析软件进行整理和分析。具体的编码过程是在反复聆听和阅读原始资料的基础上，对有意义的词、短语、句子和段落进行分析，用特定的代码标记；待大部分访谈的文本资料被登录以后，对代码按主题进行同质归类；根据每一类型的主题建立类属。再根据后续的访谈资料，不断添加新的代码和类属，直至分析完所有的访谈资料。最后，对所有的代码和类属进行进一步的分析，经过归类、比较、整合和总结等，分析并建立类属之间的结构关系。本研究的质性研究部分主要是通过质性资料的丰富性对量化研究结果做出解释。因此，访谈资料的登录和建立类属也是围绕量化研究中角色冲突的类型、影响因素两大模块展开。最终的类属清单见表4-19和表4-20。

表4-19　临床教师角色冲突类型的类属清单

次级编码归类	建立类属	所属角色冲突类型
教学理想/个人价值/发展平台	促进个人发展	期望型角色冲突
教学改革/教学政策 身份确认/个人处境	理想现实差距 阻碍身份认知	
时间有限/精力有限 时间冲突 临床排班 心理压力	临床工作繁忙 工作时间交叉 工作性质特殊 职责需要兼顾	超载型角色冲突
教学态度/教学技巧	教师发展缺失	适应型角色冲突
教学能力/教学思维		
临床环境/地理位置	临床环境限制	
学生变化	师生互动困难	
排课障碍/负担	教学管理负担	

表 4 - 20　临床教师角色冲突影响因素的类属清单

次级编码归类	类属	所属影响因素框架
领导支持/领导认可	领导态度	人际互动层面
领导器重/领导反感教学		
同事帮忙/影响同事关系	同事态度	
教学交流少	团队沟通	
教学要求不明确/不强制教学成果	教学放任	组织环境层面
教学质量监控/关注教学细节	重视教学	
教学日益规范/提倡教改		
评价重视教学/晋升重视教学	评价倾向	
教学假/保证教学时间	行政支持 制度落实	
排课随机/行政支持少		
政策不落实		
教学绩效/经济奖励	教学奖励	
天生好老师	教师禀赋	个人特征因素
医学生经历	个人经历	
教学兴趣/教学意愿	教学信念	
身份认同	教师认同	
晋升需要	教学态度	
临床工作负担/教学工作负担/生活质量差	工作负担	

（五）研究效度与道德伦理

质性研究的效度问题，无论是在概念定义、分类方法还是使用范畴上都和量的研究很不一样。当提及质性研究的结果是"真实可靠"的时候，指对这个结果的"表述"真实地反映了在某一特定条件下某一研究人员为了达到某一特定目的而使用某一研究问题，以及与其相适应的方法对某一事物进行研究这一活动。① 一般认为，质性研究的效度所表达的不是一种绝对的真实有效性，而是评价研究结果与实际研究的相符情况。② 在本研究中，为了检验研究的效度问题，主要是通过陈向明教授在《质的研究方法与社会科学研究》一书中所介绍的相关检验法（又称三角检验法）、反馈法、参与者检验法、比较法等多种方法③，从多种视角、多个渠道、多重标准尽可能获得结论的最大真实度。

伦理问题贯穿于整个质性研究过程中，主要集中在资料收集、数据分析解释和结果呈现阶段。在本研究中，始终遵循保护参与者免受伤害的原则，充分尊重参与者的工作和生活空间，确保研究不会影响到他们的正常活动，选择参与者愿意的方式进行会谈。访谈过程及后续的资料呈现中，尊重参与者隐私，任何有可能追溯到参与者信息的资料都进行匿名处理，保证不会泄露参与者的个人信息。在数据分析和解释中，对于参与者的观点及态度，只做客观的陈述和学术上的讨论，而不会进行任何道德伦理的评判，不使用任何有歧视或偏见的文字。数据分析之后，由于第一手资料需要保留一段时间，研究者将妥善保存资料，不泄露给其他任何研究机构和研究者，并在规定时间以后销毁。

---

① 陈向明. 质的研究方法与社会科学研究 ［M］. 北京：教育科学出版社，2000：390.

② 陈向明. 质的研究方法与社会科学研究 ［M］. 北京：教育科学出版社，2000：391.

③ 陈向明. 质的研究方法与社会科学研究 ［M］. 北京：教育科学出版社，2000：403.

第五章 医学院校临床教师角色冲突现状分析

一、临床教师角色冲突呈现三种程度中等偏上的类型

针对医学院校临床教师角色冲突及影响因素调查问卷中的角色冲突部分，对数据进行描述性统计分析。分析的基本思路是先对每个因素所包含的题项求得平均值，并形成一个新的变量；然后对各个变量进行正态性检验，根据检验结果选择合适的统计描述指标进行描述性统计。

由于不知道总体分布情况，因此，本研究运用单样本 Kolmogorov-Smirnov（K-S）非参数检验对各变量进行正态性检验。

表5-1 角色冲突各因素的单样本 K-S 检验

因素项	Kolmogorov-Smirnov Z 统计值	Sig.
期望型角色冲突	2.821	0.000
超载型角色冲突	2.907	0.000
适应型角色冲突	2.422	0.000

根据 K-S 单样本检验结果，三个因素的 P 值均小于 0.05，都不符合正态分布。对非正态分布的样本，将主要选择中位数（四分位数间距）来表示该因素数据分布的集中趋势和离散程度，其中，四分位数间距越大，说明资料的离散程度越大。

角色冲突各维度的均值与标准差、中位数、下四分位数（P25）、上四分位数（P75）得分见表5-2。

表5-2 角色冲突各因素的描述性统计

因素项	例数	均值±标准差	中位数	P25	P75
期望型角色冲突	473	3.27±0.79	3.40（1.00）	2.80	3.80
超载型角色冲突	473	3.54±0.87	3.80（1.20）	3.00	4.20
适应型角色冲突	473	3.35±0.84	3.50（1.25）	2.75	4.00

从表 5-2 可以看出，三种类型的角色冲突的中位数得分都超过 3.00 分，最高 3.80 分，接近 4.00 分，说明在临床教师群体中，三种类型的角色冲突都不同程度地存在，且处于偏高的水平。另外，根据中位数，三种类型的角色冲突中，超载型角色冲突得分最高，其次为适应型角色冲突、期望型角色冲突。

二、临床教师角色冲突在组织和个人属性上呈现群体差异

通过前面的统计分析，我们大致了解了医学院校临床教师角色冲突各维度的整体情况。但是，在医学院校的临床教师中存在不同的群体，根据前期的文献梳理和预访谈调查发现，不同的临床教师群体面临的角色冲突程度和类型可能存在不同，因此，本研究有必要了解临床教师不同群体之间的差异特征。本部分重点对临床教师角色冲突的各维度，基于组织特征变量和人口统计学特征变量进行差异分析。分析的基本思路是：由于样本呈非正态分布，先对数据进行秩变换，求出原变量的秩次并代替原变量进行参数分析。分组数为两组的直接采用 t 检验；分组数为多组的采用方差分析，方差分析时先进行方差齐性检验（即 F 检验）。若方差齐，采用 F 检验；若方差不齐，采用非参数检验中的 Kruskal-Wallis 检验。多组检验后，运用 LSD 检验对各变量的秩次进行两两比较。

（一）组织属性变量的差异比较

1. 不同地区的差异比较

按照上述思路进行分析，来自不同地区医学院校的临床教师角色冲突各因素差异比较见表 5-3。

表 5-3　不同地区的临床教师角色冲突各因素的差异比较

因素项	地区	例数	秩均值	F 值	Sig.	LSD 检验
期望型角色冲突	东部	197	219.80	3.697	0.026 *	中部 > 东部
	中部	156	259.23			
	西部	120	236.34			
超载型角色冲突	东部	197	212.13	6.657	0.001 **	中部 > 东部 西部 > 东部
	中部	156	245.24			
	西部	120	267.10			

续上表

因素项	地区	例数	秩均值	F 值	Sig.	LSD 检验
适应型角色冲突	东部	197	214.18	6.669	0.002 **	中部 > 东部
	中部	156	266.77			
	西部	120	237.00			

注：n. s. $P > 0.05$，*$P < 0.05$，**$P < 0.01$，***$P < 0.001$。

由表 5 - 3 可知，三种类型角色冲突的差异在各地区医学院校临床教师间的差异都有统计学意义（$F = 3.697$，$P = 0.026$；$F = 6.657$，$P = 0.001$；$F = 6.669$，$P = 0.002$）。进一步经 LSD 检验比较两两组间的差异发现，中部地区的临床教师较之东部地区，其期望型角色冲突水平更高；临床教师的超载型冲突在各地区间的差异有统计学意义，中部地区临床教师的超载型角色冲突水平高于东部地区，西部地区临床教师的超载型角色冲突水平也高于东部地区；中部地区临床教师的适应型角色冲突水平高于东部地区。整体来看，来自东部地区医学院校的临床教师角色冲突水平更低，相比较而言，中部和西部地区的临床教师角色冲突水平较高。

2. 不同学校类型的差异比较

根据我国医学教育的历史发展和目前状况，医学教育主要集中在综合性大学和单独设置的医学院校。因此，本研究将研究对象来自的学校类型分为综合性大学和单科性医学院校。来自不同类型学校的临床教师，其角色冲突水平的差异比较见表 5 - 4。

表 5 - 4 不同学校类型的临床教师角色冲突各因素的差异比较

因素项	学校类型	例数	秩均值	t 值	Sig.
期望型角色冲突	综合性大学	209	243.86	1.127	0.260 n. s.
	单科性医学院校	264	229.75		
超载型角色冲突	综合性大学	209	237.82	- 0.609	0.543 n. s.
	单科性医学院校	264	236.13		
适应型角色冲突	综合性大学	209	245.36	0.953	0.341 n. s.
	单科性医学院校	264	228.16		

注：n. s. $P > 0.05$，*$P < 0.05$，**$P < 0.01$，***$P < 0.001$。

表5-4显示在学校类型上，角色冲突的各因素之间的差异没有统计学意义（$t = 1.127$，$P = 0.260$；$t = -0.609$，$P = 0.543$；$t = 0.953$，$P = 0.341$），即来自综合性大学和单科性医学院校的临床教师，其角色冲突水平之间的差异没有统计学意义。

3. 不同医院类型的差异比较

本研究中医院类型主要包括直属附属医院、非直属附属医院和教学医院三种，由于不同类型的医院其教学传统、教学制度等可能存在差异，临床教师的角色冲突水平可能也会存在差异，根据医院类型进行差异分析的结果见表5-5。

表5-5 不同医院类型的临床教师角色冲突各因素的差异比较

因素项	医院类型	例数	秩均值	F值	Sig.	LSD检验
期望型角色冲突	直属附属	343	236.58	0.759	0.469 n. s.	—
	非直属附属	109	231.68			
	教学	21	271.52			
超载型角色冲突	直属附属	343	238.66	3.610	0.028 *	教学 > 直属附属 教学 > 非直属附属
	非直属附属	109	218.78			
	教学	21	304.38			
适应型角色冲突	直属附属	343	235.62	0.064	0.938 n. s.	—
	非直属附属	109	240.45			
	教学	21	241.54			

注：n. s. $P > 0.05$，* $P < 0.05$，** $P < 0.01$，*** $P < 0.001$。

表5-5显示，来自不同医院类型的临床教师在超载型角色冲突水平上的差异有统计学意义（$F = 3.610$，$P = 0.028$）。进一步经LSD检验比较两两组间的差异发现，教学医院的临床教师超载型角色冲突水平高于直属附属医院，教学医院的临床教师超载型角色冲突水平也高于非直属附属医院。而其他两种类型的角色冲突水平的差异无统计学意义。

4. 不同科室类型的差异比较

根据医学院校的课程安排，承担教学任务的临床教师来自不同的科室类型，大致可以分为内科、外科、妇产科或儿科，以及其他科室。来自不同科室的临床教师，由于承担的临床任务和教学任务不同，其面临的角色冲突状况可能有所不同。经统计分析，具体结果见表5－6。

表5－6　不同科室类型的临床教师角色冲突各因素的差异比较

因素项	科室	例数	秩均值	F 值	Sig.	LSD 检验
期望型角色冲突	内科	179	217.25	2.935	0.033 *	外科 > 内科
	外科	150	261.63			
	妇儿	57	234.29			
	其他	93	236.76			
超载型角色冲突	内科	179	232.80	1.183	0.316 n.s.	—
	外科	150	253.06			
	妇儿	57	233.26			
	其他	93	221.21			
适应型角色冲突	内科	179	217.75	2.209	0.086 n.s.	—
	外科	150	251.21			
	妇儿	57	259.01			
	其他	93	239.04			

注：n.s. $P > 0.05$，* $P < 0.05$，** $P < 0.01$，*** $P < 0.001$。

表5－6显示，来自不同科室类型的临床教师在期望型角色冲突水平上的差异有统计学意义（$F = 2.935$，$P = 0.033$）。进一步经 LSD 检验比较两两组间的差异发现，具体表现为来自外科的临床教师期望型角色冲突水平高于来自内科的临床教师，而其他两种类型的角色冲突水平的差异无统计学意义。

（二）个人属性变量的差异比较

1. 不同教师类型的差异比较

医学院校的临床教师主要包括医生和护士两大群体，他们在临床工作和教学工作的性质上有所不同，其面临的角色冲突水平的差异比较见表5－7。

表 5 - 7　不同教师类型的临床教师角色冲突各因素的差异比较

因素项	教师类型	例数	秩均值	t 值	Sig.
期望型角色冲突	医生教师	317	251.03	3.228	0.001 **
	护士教师	156	208.48		
超载型角色冲突	医生教师	317	239.70	0.616	0.538 n.s.
	护士教师	156	231.50		
适应型角色冲突	医生教师	317	240.91	0.893	0.372 n.s.
	护士教师	156	229.03		

注: n.s. $P > 0.05$, * $P < 0.05$, ** $P < 0.01$, *** $P < 0.001$。

表 5 - 7 显示, 医生教师和护士教师两大群体在期望型角色冲突水平上的差异有统计学意义 ($t = 3.228$, $P = 0.001$), 表现为医生教师群体的期望型角色冲突水平高于护士教师群体, 而其他两种类型的角色冲突水平的差异无统计学意义。

2. 不同性别的差异比较

比较不同性别临床教师角色冲突各因素的差异, 具体见表 5 - 8。

表 5 - 8　不同性别的临床教师角色冲突各因素的差异比较

因素项	性别	例数	秩均值	t 值	Sig.
期望型角色冲突	男性	196	269.20	4.412	0.000 ***
	女性	276	214.21		
超载型角色冲突	男性	196	245.64	1.161	0.246 n.s.
	女性	276	230.88		
适应型角色冲突	男性	196	245.72	1.174	0.241 n.s.
	女性	276	230.82		

注: n.s. $P > 0.05$, * $P < 0.05$, ** $P < 0.01$, *** $P < 0.001$。

表 5 - 8 显示, 男性临床教师和女性临床教师在期望型角色冲突水平上的差异有统计学意义 ($t = 4.412$, $P = 0.000$), 表现为男性临床教师的期望型角色冲突水平高于女性临床教师, 而其他两种类型的角色冲突水平间的差异无统计学意义。

3. 不同年龄段的差异比较

根据临床教师的年龄情况，划分为 30 岁以下、30 ~ 39 岁、40 ~ 49 岁、50 岁以上四个年龄段，不同年龄段的临床教师角色冲突水平的差异比较见表 5 - 9。

表 5 - 9   不同年龄段的临床教师角色冲突各因素的差异比较

因素项	年龄段	例数	秩均值	F 值	Sig.	LSD 检验
期望型角色冲突	30 岁以下	75	247.70	0.200	0.896 n. s.	—
	30 ~ 39 岁	252	236.00			
	40 ~ 49 岁	111	233.93			
	50 岁以上	35	230.92			
超载型角色冲突	30 岁以下	75	253.70	2.379	0.069 n. s.	—
	30 ~ 39 岁	252	245.88			
	40 ~ 49 岁	111	209.23			
	50 岁以上	35	225.28			
适应型角色冲突	30 岁以下	75	243.59	3.206	0.023 *	30 岁以下 > 40 ~ 49 岁 30 ~ 39 岁 > 40 ~ 49 岁
	30 ~ 39 岁	252	250.00			
	40 ~ 49 岁	111	202.82			
	50 岁以上	35	237.62			

注：n. s. $P > 0.05$，$*P < 0.05$，$**P < 0.01$，$***P < 0.001$。

由表 5 - 9 可知，不同年龄段的临床教师在适应型角色冲突水平上的差异有统计学意义（$F = 3.206$，$P = 0.023$）。进一步经 LSD 检验比较两两组间的差异发现，30 岁以下的临床教师适应型角色冲突的水平高于 40 ~ 49 岁的临床教师，30 ~ 39 岁的临床教师适应型角色冲突的水平高于 40 ~ 49 岁的临床教师，而其他两种类型的角色冲突水平在不同年龄段的临床教师间的差异无统计学意义。

4. 不同临床工作年限的差异比较

根据临床教师的入职情况，将临床工作年限划分为 0 ~ 5 年、6 ~ 10 年、11 ~ 15 年、16 ~ 20 年、21 ~ 25 年、26 ~ 30 年、30 年以上 7 个层次，不同临床工作年限的临床教师的角色冲突水平的差异比较见表 5 - 10。

表 5-10　不同临床工作年限的临床教师角色冲突各因素的差异比较

因素项	工作年限	例数	秩均值	F 值	Sig.	LSD 检验
期望型角色冲突	0～5 年	106	242.28	1.123	0.348 n. s.	—
	6～10 年	128	243.00			
	11～15 年	94	251.69			
	16～20 年	65	216.38			
	21～25 年	46	223.16			
	26～30 年	20	245.80			
	30 年以上	14	172.18			
超载型角色冲突	0～5 年	106	248.45	1.264	0.273 n. s.	—
	6～10 年	128	252.56			
	11～15 年	94	235.78			
	16～20 年	65	219.76			
	21～25 年	46	225.37			
	26～30 年	20	208.20			
	30 年以上	14	175.46			
适应型角色冲突	0～5 年	106	242.28	2.650	0.015 *	0～5 年 > 30 年以上 6～10 年 > 30 年以上 11～15 年 > 30 年以上 26～30 年 > 30 年以上 6～10 年 > 16～20 年 6～10 年 > 21～25 年
	6～10 年	128	262.39			
	11～15 年	94	239.09			
	16～20 年	65	220.97			
	21～25 年	46	196.92			
	26～30 年	20	243.22			
	30 年以上	14	147.96			

注：n. s. $P > 0.05$，* $P < 0.05$，** $P < 0.01$，*** $P < 0.001$。

由表 5-10 可知，不同临床工作年限的临床教师在适应型角色冲突水平上的差异有统计学意义（$F = 2.650$，$P = 0.015$）。进一步经 LSD 检验比较两两组间的差异发现，工作 0～5 年、6～10 年、11～15 年、26～30 年的临床教师适应型角色冲突水平都分别高于工作 30 年以上的临床教师，工作 6～10

年的临床教师适应型角色冲突的水平高于工作 16～20 年以及工作 21～25 年的临床教师。由此基本可以看出，有 6～10 年工作年限的临床教师与其他高于此工作年限的临床教师相比，适应型角色冲突的水平较高，而其他两种类型的角色冲突水平在不同工作年限的临床教师间的差异无统计学意义。

5. 不同学历层次的差异比较

临床教师的学历层次可以划分为专科、本科、硕士研究生、博士研究生 4 个层次。不同学历层次的临床教师角色冲突水平的差异分析结果见表 5－11。

表 5－11　不同学历层次的临床教师角色冲突各因素的差异比较

因素项	学历	例数	秩均值	F 值	Sig.	LSD 检验
期望型角色冲突	专科	10	223.65	2.241	0.083 n. s.	—
	本科	194	226.87			
	硕士	188	256.51			
	博士	81	217.63			
超载型角色冲突	专科	10	264.85	1.562	0.198 n. s.	—
	本科	194	240.44			
	硕士	188	244.31			
	博士	81	208.34			
适应型角色冲突	专科	10	350.65	6.261	0.000 ***	专科＞本科 专科＞硕士 专科＞博士 本科＞博士 硕士＞博士
	本科	194	240.03			
	硕士	188	248.23			
	博士	81	189.63			

注：n. s. $P > 0.05$，＊$P < 0.05$，＊＊$P < 0.01$，＊＊＊$P < 0.001$。

由表 5－11 可知，不同学历层次的临床教师在适应型角色冲突的水平上的差异有统计学意义（$F = 6.261$，$P = 0.000$）。进一步经 LSD 检验比较两两组间的差异发现，学历层次是专科的临床教师适应型冲突的水平高于学历层次是本科、硕士研究生、博士研究生的临床教师，学历层次是本科的临床教师适应型冲突的水平高于学历层次是硕士研究生的临床教师，学历层次是本科的临床教师适应型冲突的水平高于学历层次是博士研究生的临床教师。由此可以看出，当临床教师的学历层次达到博士时，其适应型角色冲突的水平显著低于其他学历层次的临床教师，而其他两种类型的角色冲突水平在不同学历层次的临床教师间的差异无统计学意义。

6. 不同职称类型的差异比较

临床教师的职称类型可以分为初级、中级、副高和正高四个层次。不同职称类型的临床教师在各类型角色冲突水平上的差异比较见表5－12。

表5－12　不同职称的临床教师角色冲突各因素的差异比较

因素项	职称	例数	秩均值	F 值	Sig.	LSD 检验
期望型角色冲突	初级	130	249.64	1.379	0.248 n. s.	—
	中级	211	229.24			
	副高	93	225.26			
	正高	39	264.83			
超载型角色冲突	初级	130	259.81	3.350	0.019 *	初级 > 副高 中级 > 副高
	中级	211	240.89			
	副高	93	204.71			
	正高	39	216.87			
适应型角色冲突	初级	130	268.13	3.909	0.009 **	初级 > 中级 初级 > 副高 初级 > 正高
	中级	211	233.45			
	副高	93	209.53			
	正高	39	217.89			

注：n. s. $P > 0.05$，＊$P < 0.05$，＊＊$P < 0.01$，＊＊＊$P < 0.001$。

由表5－12可知，不同职称类型的临床教师在超载型冲突水平上的差异有统计学意义（$F = 3.350$，$P = 0.019$）。进一步经 LSD 检验比较两两组间的差异发现，初级职称临床教师和中级职称临床教师的超载型角色冲突水平，分别高于副高职称的临床教师。不同职称类型的临床教师在适应型角色冲突水平上的差异也有统计学意义（$F = 3.909$，$P = 0.009$）。进一步经 LSD 检验比较两两组间的差异发现，初级职称的临床教师适应型角色冲突的水平高于中级职称、副高职称、正高职称的临床教师，而期望型角色冲突水平在不同职称类型的临床教师间的差异无统计学意义。

7. 不同职务的差异比较

临床教师在科室所担任的行政职务大致可以分为科室领导、科室教学管理及无行政职务。表 5 - 13 是担任不同职务的临床教师在角色冲突各因素水平上表现出的差异。

表 5 - 13 不同职务的临床教师角色冲突各因素的差异比较

因素项	职务	例数	秩均值	F 值	Sig.	LSD 检验
期望型角色冲突	科室领导	86	212.47	2.376	0.094 n.s.	—
	教学管理	121	254.19			
	无行政职务	266	237.11			
超载型角色冲突	科室领导	86	209.32	2.308	0.101 n.s.	—
	教学管理	121	248.28			
	无行政职务	266	240.81			
适应型角色冲突	科室领导	86	204.80	3.707	0.025 *	教学管理 > 科室领导 无行政职务 > 科室领导
	教学管理	121	256.47			
	无行政职务	266	238.55			

注：n.s. $P > 0.05$，$* P < 0.05$，$** P < 0.01$，$*** P < 0.001$。

表 5 - 13 显示，担任不同职务的临床教师在适应型角色冲突水平上的差异有统计学意义（$F = 3.707$，$P = 0.025$）。进一步经 LSD 检验比较两两组间的差异发现，从事教学管理的临床教师适应型角色冲突水平高于担任科室领导的临床教师，无行政职务的临床教师适应型角色冲突水平高于担任科室领导的临床教师。总体来说，担任科室领导职务的临床教师适应型角色冲突水平低于其他类型的临床教师，而担任不同职务在其他类型的角色冲突水平间的差异无统计学意义。

8. 不同教学工作量的差异比较

不同的临床教师承担的教学工作量也有所不同，根据临床教师对自身承担教学工作量的感知，划分为非常少、很少、一般、很多、非常多 5 种类型。不同的教学工作量在各种类型的角色冲突水平上的差异比较见表 5 - 14。

表 5 - 14　不同教学工作量的临床教师角色冲突各因素的差异比较

因素项	教学工作量	例数	秩均值	F 值	Sig.	LSD 检验
期望型角色冲突	非常少	13	268.92	2.498	0.042 *	很多 > 一般
	很少	50	227.00			
	一般	287	225.10			
	很多	96	270.10			
	非常多	15	272.63			
超载型角色冲突	非常少	13	234.46	4.226	0.002 * *	非常多 > 一般 非常多 > 很少 非常多 > 非常少 很多 > 一般
	很少	50	227.52			
	一般	287	223.71			
	很多	96	268.95			
	非常多	15	338.66			
适应型角色冲突	非常少	13	279.65	1.640	0.163 n. s.	—
	很少	50	264.77			
	一般	287	226.73			
	很多	96	240.38			
	非常多	15	280.10			

注：n. s. $P > 0.05$，* $P < 0.05$，** $P < 0.01$，*** $P < 0.001$。

由表 5 - 14 可以看出，承担不同教学工作量的临床教师在期望型角色冲突的水平上的差异有统计学意义（$F = 2.498$，$P = 0.042$）。进一步经 LSD 检验比较两两组间的差异发现，教学工作量很多的临床教师期望型角色冲突的水平高于教学工作量一般的临床教师。承担不同教学工作量的临床教师在超载型角色冲突的水平上的差异也存在统计学意义（$F = 4.226$，$P = 0.002$）。进一步经 LSD 检验比较两两组间的差异发现，承担教学工作量非常多的临床教师超载型角色冲突的水平高于教学工作量一般、很少、非常少的临床教师，承担教学工作量很多的临床教师超载型角色冲突的水平又高于教学工作量一般的临床教师。总体来说，承担教学工作量很多或非常多的临床教师，其角色冲突水平高于其他临床教师，而另外两个维度角色冲突的水平在承担不同教学工作量的临床教师间的差异无统计学意义。

以上不同群体之间不同类型角色冲突的比较见表 5 - 15。

表5-15　不同群体临床教师之间不同类型角色冲突的比较

角色冲突类型	地区	医院类型	科室	教师类型	性别	年龄	工作年限	学历层次	职称类型	职务类型	教学工作量
期望型角色冲突	中部>东部	—	外科>内科	医生>护士	男性>女性	—	—	—	—	—	很多>一般
超载型角色冲突	中部>东部 西部>东部	教学>直属附属 教学>非直属附属	—	—	—	—	—	—	初级>副高 中级>副高	—	非常多>一般 非常多>很少 非常多>非常少 很多>一般
适应型角色冲突	中部>东部	—	—	—	—	30岁以下>40~49岁 30~39岁>40~49岁	0~5年>30年以上 6~10年>30年以上 11~15年>30年以上 26~30年>30年以上 6~10年>16~20年 6~10年>21~25年	专科>本科 专科>硕士 专科>博士 本科>博士 硕士>博士	初级>中级 初级>副高 初级>正高	教学管理> 科室领导 无行政职务> 科室领导	—

三、临床教师角色冲突现状的质性分析

经前文理论分析和量化研究所构建的角色冲突的维度，在质性研究中也得到充分体现，质性资料的丰富性对量化研究结果做了进一步解释。除此之外，质性研究还发现量化研究没有关注到的冲突形式和具体表现。本节将通过质性研究所得，阐析量化研究结果背后的深层意义，试图构建一个合理的图式来架构这些充满真情实感的鲜活的教育生活片段。在具体的研究结果呈现方面，角色冲突的结构划分将依循量化研究的结论，各类型角色冲突具体表现下的主题则遵照质性资料分析获得的类属。为了更加生动、逼真地呈现临床教师对角色冲突状态的体验，本部分叙议结合，并尽可能使用临床教师的专业术语来呈现研究结果。

（一）角色冲突的类型及其表现

1. 超载型角色冲突——兼顾临床与教学的两难困境

（1）"忙"是永恒的话题。

临床教师的首要身份是医护人员，而"忙"是很多医务工作者真实工作状态的写照，临床教师的生活空间几乎被"连轴转"的医疗工作占满。"医院的门诊量、手术量、住院人数一年比一年多，临床工作日益繁忙；学生也招得越来越多。"临床工作繁忙不仅影响了教学投入，也直接影响了教学质量。"毕竟时间少，不管你是兼临床，还是兼医院的行政管理工作，肯定都有自己职务上的工作，这些工作不仅在时间和精力上影响了教学，还影响了教学质量和备课质量。"

（2）临床和教学工作时间的交叉。

临床工作时间的安排有一定的特殊性，每个医生都有固定的门诊时间，这些时间都是由医院在年初统一安排的，而上课时间通常是由学校教学管理部门根据全校的上课情况在学期开始前进行安排，这样就有可能发生上课时间与门诊时间冲突的情形，这就需要临床教师与医院进行协调，停掉门诊或改变门诊时间。例如，有教师提到："星期四是我的专家门诊，而那天我又有课，不可能每周四都停诊。我把这个情况汇报给教研室副主任，他说：'这个事情你自己解决'。"

（3）临床工作性质特殊。

医院"一个萝卜一个坑"的工作性质，使得一旦有临床教师需要离开临床工作岗位去进行教学（尤其是理论课教学），势必要打乱固定的轮班安排，影响科室正常的临床工作秩序，也对临床教师本人的临床工作和教学工作带

来困扰。比如，"护士长在排班的时候，让护士甲本周管 A 组病人，有一天，她突然要去教学，这时就得抽人过来替班，这样整个排班都被打乱了。"

（4）职责需要兼顾的矛盾。

对于那些在临床担任重要管理岗位的临床教师，如每个科室的护士长，他们还会存在由于去教学了，人不在临床而产生的矛盾冲突的心理，甚至产生比较大的心理压力。一位担任护士长多年的临床教师说："如果我离开临床，那我这个岗位就没有人负责了。我人虽然在上课，但临床的任务还是我的，这个岗位的工作职责还是要履行的，遇到比较紧急的任务，就会比较麻烦。"

访谈中，很多临床教师感慨上课已经成了"良心活"，更多的临床教师直言，在冲突的两难困境下，大多凭借着"良心"坚守着行动决策，选择牺牲自我，继续献身教学。

2. 适应型角色冲突——如何上好课？如何好上课？

（1）实现临床教师的专业化。

医生是专业化程度非常高的职业，需要在临床多年的摸爬滚打，才能慢慢成长为一名称职甚至优秀的医生，而大学教师的专业化在强大的医生专业化背景中被遮蔽，人们普遍认为，只要拥有了丰富的临床工作经验，就是一名优秀的临床教师。但现实中，临床教师并非都能顺利地胜任教师角色。有些临床教师坦言临床思维和教学思维是两种不同的工作思路："临床看病的思维跟教学的思维确实不太一样。看病，关键在诊断，要挖掘病人的症状，下定诊断好治疗；而到了学校，更主要的是把这些临床常见的、比较典型的病例给学生讲一讲。"他们往往在刚进入教师角色，特别是刚开始承担理论课程教学时，会遇到比较大的教师角色适应的冲突。

当临床教师经历了最初走上讲台面对大量学生的心理关之后，在如何进一步提升教学效果方面，他们仍然存在着困惑。"现在我能很坦然地面对这些学生，如何把他们教好，这个还是有些困难的。"因为，与他们丰富的临床工作经验相比，在教学技巧方面需要更多时间去摸索与磨炼。"我现在觉得跟学生的互动有点困难，毕竟上课的时间短，很多时候都是把一些理论的东西告诉他们。"教学也是一个需要慢慢磨炼、不断总结反思、逐步提升的过程，而临床课程的专业性非常强，都是分系统、分章节进行授课。因此，对于每一位临床教师来说，他的授课时间在每个学年都较为集中，相较于专职教师，通过量的积累达到质的提升的过程会更缓慢。

（2）临床教学的实施越来越难。

临床教师在履行教师职责时，都希望能将自己长期积累的临床工作经验和丰富的患者资源融入教学中，然而，苦于医院带教条件的限制，开展正常的临床教学和教学改革都存在困难，对此他们也感到无奈。"像我们这个医院，带教环境就很差，没有见习的场地。"另外，由于病人自我保护意识增强、临床医患关系紧张、特定住院患者病种减少等社会原因，临床教师在开展临床教学时，普遍面临临床教学资源紧张与学生人数激增的矛盾，这也给临床教师造成了角色适应上的冲突。"带教时，不但要看患者病情，还要考虑其他因素，如患者家属是否同意。"这种情况在医学生的临床带教中是非常普遍的，尤其是在一些特殊的学科和病区，如血液科、妇产科、儿科等，而且有逐年增多的趋势。通常情况下，临床教师们会通过转变、创新教学方式的途径，尽量化解这些矛盾。

（3）教学管理人员的冲突——多方压力与负担。

在临床教师群体中，还有一部分特殊人群，即在医院教研室或临床科室担任教学管理的临床教师，如教学负责人、教学秘书、科室总带教等，他们既要承担临床教学任务，又要负责所在教研室或临床科室的教学管理工作。除了上述一般临床教师会遇到的各种角色冲突外，他们还会遭遇因教学管理工作而产生的各种冲突。参与科室的教学管理和临床带教，需要这些临床教师比其他医生或护士额外付出更多劳动，因此，负责科室内的教学管理工作，对大部分临床教师来说，是一个"负担"。

另外，某些临床教研室的教学工作还会牵涉到多个临床科室，这就需要协调安排不同科室的临床教师参与教学，往往在教学秘书排课的时候，会遇到来自科室领导的干涉。"通常我们在一开学开始排课表的时候就会接到无数电话。比如，我想让某个医生上这个学期的课，然后他的科室主任就给我打电话，他说：'你不能安排这个医生上课。'我说：'他已经上了好多年了，也比较有经验。'他就噼里啪啦说了一大堆，如他自己临床上面的事都干不完，每天下了夜班之后，要好晚才把手上的活干完回去休息，等等。"

随着高等教育国际化的逐步推进，来华留学生教育在很多医学院校成为一种新常态，全英文授课对临床教师的授课方式又提出了新挑战，他们需要花费更多的时间进行教学准备，"谁去给留学生上课"也成为教学管理者在教学安排中比较矛盾的事情。

在前期量化研究关于适应型角色冲突的内涵界定中，并没有关注由于承担教学管理而引发的冲突，这是通过质性研究所发现的，但也只存在于兼任临床教学管理的临床教师群体，并不会涉及所有的临床教师。

3. 期望型角色冲突——教育理想与现实教学的差距

（1）教学热情被打击。

每个临床教师或多或少都有对于教师职业的理想和追求，而当这种关于教师的理想化的景象与现实环境不相符时，会产生"失落感"。例如，参与护理教学的曾老师是一位善于反思和因材施教的临床教师，加上长期的临床工作积淀，来自临床一线的思考非常多，她也愿意尝试新的教学理念和方法，在更高的标准上提出对自己作为教师的使命与职责。但是，学校仅有空洞的来自口头的教学改革提倡，没有在教学资源配置方面进行任何的调整，她的很多教学想法也只能是"空中楼阁"。

在外界信息量巨大及医患关系日益复杂的今天，学生的学习热情和投入也在发生变化。"我觉得，以前的学生要好带一些，现在的学生难带一些。一方面，可能独生子女比较多；另一方面，社会的大环境好像不太好，医患冲突事件多了以后，学生的内心有些躁动了，他们对这个职业前景不是非常看好了。上课时一问三不知，不回答问题，也不提问题，疲于应付。"由于教学对象给张老师带来的教学失落感与挫败感，也时常让他对自己在教学投入上的努力产生怀疑。

（2）理想与现实的差距。

医学院校的临床教学任务下派到各附属医院或教学医院后，由医院教学管理部门分配给各临床科室具体负责落实，在这个过程中，某些对教学有改革期望的科室管理者或负责教学的领导，往往会由于医院教学管理部门的硬性规定、理想与现实之间存在的差距等，而不能实施对教学工作的设想。一位来自中部地区附属医院的老师坦言："我一直的想法是，抽出来一个或两个医护专门去搞教学个人觉得这样会更好一些。"

（3）身份的"模糊"——接受医院管理还是学校管理？

绝大多数的临床教师来自医院，其编制和人事管理等也都属于医院，日常的教学工作由所在医院的教学管理部门负责，但是某些教学方面的特殊事宜又直接由学校相关部门负责，这就容易造成因为临床教师的特殊身份而引发的冲突。如临床教师因为教学能力提升，需要到外地参加学习或培训，而学校因为临床教师的编制和身份在医院，不提供或只提供很少的费用支持，医院又因为临床教师接受的不是医院的直接任务，也拒绝提供支持，进而出现"互不管也不问"的尴尬局面。一位积极参与学校教学的临床教师在接受访谈时讲述了自己的亲身经历："学校让我们去台湾省参加一个模拟教学的教学会，但学校说，你们两个人属于医院编制，我们不帮你们办手续，你们找医院去办。然而，医院又说，这是学校的事情，我们弄不了。"

（二）角色冲突的群体差异

通过量化研究发现，不同的临床教师群体的角色冲突存在一定的差异，而这些差异及其背后的原因，部分在质性研究中也得到了体现。有的因素尽管在量化研究中并没有表现出显著差异，但在与被访者的交流中，仍然可以捕捉到细微差别，这能帮助我们更深刻地理解来自临床教师的真实感受。

1. 不同科室之间的差异

临床教师因为所在科室的临床工作性质和任务的不同，在承担教学工作时面临的冲突也会显示出差异。通过访谈发现，来自外科的临床教师，尤其是一些手术量大的科室，在教学时间和精力的保证上会显得更加"力不从心"。接受访谈的朱老师说："我这个星期要开 11 台胃癌手术，不包括急诊，包括急诊的话可能要开 15 台，这意味着每天要搞 3 台。不光是做手术，手术前后病人都要去管的呀。我们就是随时待命，很多事情也不是自己能做主。"

2. 医生教师和护士教师的群体差异

医生和护士是医学院校两大临床教师群体，他们在面临的角色冲突方面也有微妙差别。例如，医生承担了教学任务，他会觉得对教学做出了贡献。而在护理领域，整个学历层次和专业化程度都不及临床医学相关专业，能够承担学校的教学工作，对于大多数护理教师来说，更多的是荣誉和自豪感，是自身临床能力和综合素质的体现。"临床上有个护士若承担了教学任务，他可能更多地觉得是对他的一种信任，一种认可。"因此，相对于临床医学教师，临床护理教师在对待临床教师的角色及教学工作的态度上，更容易与学校、医院的教学思路一致，更多地会把完成教学工作作为自己价值体现的一种方式。"他不觉得是多了一份工作，反而觉得是学校及医院对他能力的一种认可，才让他走到讲台上，教学工作是他的工作职责之一。"

3. 不同性别教师的群体差异

当女性临床教师在正常临床和教学工作以外，期望承担更多的职责，在更大的平台展示自我时，她们有时会因传统观念，受到来自家庭的压力。正如在附属医院从事教学管理工作的林老师所言："现在的女同志，不全都是家庭主妇，不少男同志希望自己的配偶把小孩照顾好，把家里面照顾好，正常上个班就行了。"

4. 不同年资教师的群体差异

不同年资教师的群体差异，即年龄、临床工作年限和职称不同的医生，因为所承担的工作任务和性质有所不同，面临的角色冲突也会有一些差别。在很多医院，对临床医生参与教学的职称和工作年限有要求，工作0～5年的临床教师从事临床带教的任务较多，而工作6～10年的临床教师除了要承担大量的临床带教工作，还面临着开始承担理论课或承担时间不长的境况。这两个年龄段的临床教师往往也是科室内承担教学任务和教学管理的中坚力量，同时，他们还要从事大量的基础临床工作，自己可支配的时间非常少。相对来说，他们面临的角色冲突也会更明显一些。

根据教师社会化的一般进程和职业生涯的阶段特点，学历和职称对角色冲突的影响，对于专业性很强、对临床经验要求很高的医学专业来说，还是非常明显的。因为职称的晋升与工作年限密切相关，工作年限又与临床经验紧密联系，因此，职称越高的临床教师在对待教学任务时，在教师的适应性方面，明显要"从容"许多，而刚入职的、职称较低的临床教师，遇到的冲突问题会更多一些。

5. 普通临床教师与临床管理者的群体差异

对于护理临床教师面临的角色冲突来说，担任管理岗位的护士长或护理部领导和普通的护士也有差别。护士长或护理部领导不需要进入科室的护理排班中，时间相对灵活，而普通的护士若需要承担教学任务，特别是理论教学任务，面临的角色冲突更大。

另外，某些担任科室管理者的临床教师由于自身不太需要参与临床的一线工作，所以在教学时间上基本能保证，与临床工作没有太大的冲突。

第六章 医学院校临床教师角色冲突影响因素分析

关于临床教师角色冲突影响因素的分析思路、方法以及使用的统计工具如下：①运用多元线性回归分析，了解各大类影响因素中的具体变量对角色冲突各因素的直接影响作用，采用 SPSS16.0 软件进行分析；②基于理论和文献的梳理，针对各类因素对角色冲突的影响作用和机制，构建假设的中介模型，采用 AMOS20.0 软件对假设的影响因素中介模型进行检验。

一、临床教师角色冲突影响因素回归模型的构建与检验

（一）研究假设与变量说明

笔者基于理论分析和文献综述对角色冲突可能造成影响的因素的梳理，构建了理论模型并建立了三组假设。具体见本书第三章医学院校临床教师角色冲突的模型建构与研究假设。

医学院校临床教师角色冲突的影响因素是本研究假设的影响因素，具体的变量说明情况见表 6-1。每一变量以李克特 5 级选项呈现。

表 6-1 影响因素回归分析变量及说明

因素	变量	说明
角色冲突	超载型角色冲突	由于个体扮演多种角色，承担多个角色任务，不能完全兼顾每一种角色要求，造成某个主要角色对另外角色的影响所形成的角色冲突
	期望型角色冲突	角色的各种期望之间的不相容或矛盾造成的角色冲突，包括外界的多个利益群体的期望不一致，对角色的期望与实际政策制度的不一致，角色承担者自身的标准或价值观与规定的角色期望行为之间的冲突

续上表

因素	变量	说明
角色冲突	适应型角色冲突	个人不能适应角色要求，不能恰当地完成角色行为而造成的角色冲突，包括自身缺乏完成角色要求必需的训练和经验、缺乏外界人力和物力资源支持
组织环境层面	制度明晰	学校制定并尽力宣传关于临床教师的聘任要求、教学要求、培养政策和制度、激励政策和制度
	行政支持	学校对临床教师教学工作积极的行政支持，包括考虑临床教师的临床工作情况、解决临床教师面临的问题、提供培训机会、教学管理部门支持临床教师的教学工作和教学改革
	评价导向	对临床教师教学的评价导向、教学奖励，教学工作在临床教师整个工作表现、职业晋升中的作用
	参与决策	临床教师对所承担的教学工作的自主性，对教学决策的参与和影响力
	培训感知	临床教师对所接受的关于教师培训的量和质的主观感知，包括是否接受了足够量的针对教师的培训，以及这些培训的质量如何，是否对自身的教学工作有帮助
人际互动层面	领导支持	领导提供的社会支持，如评价、提供工作相关的信息、提供工作相关的帮助、帮助处理失望情绪、对个人问题的帮助
	同事支持	同事提供的社会支持，如评价、提供工作相关的信息、提供工作相关的帮助、帮助处理失望情绪、对个人问题的帮助
	团队沟通	临床教师与领导沟通、与同事沟通、与教务部门沟通关于教学各类问题的信息流动情况
	工作反馈	临床教师能及时从学生、上级管理者和教务管理部门获得关于其教学工作的反馈
个体特征层面	教师信念	临床教师对于自我教师身份和教师角色的信念
	教学情感	临床教师对教学的热爱以及主观的投入意愿
	工作负担	临床教师所承担的工作负荷较大、工作状态匆忙、没有空闲时间

（二）回归模型的检验

为避免回归模型中的多元共线性问题，笔者首先进行自变量间的相关分析，相关矩阵见表 6-2。从相关矩阵中可以发现，除工作负担以外，其余 11 个预测变量间均呈显著正相关（$P < 0.001$），相关系数介于 0.17~0.63 之间，未有超过 0.70，说明自变量彼此间的关系没有高度相关。

分别以期望型角色冲突、超载型角色冲突、适应型角色冲突为因变量，运用强迫进入法，将以上三大类因素全部纳入回归模型中，通过多元回归分析建立回归方程。各回归模型的标准化回归系数及回归系数的显著性检验结果见表 6-3。

根据多元回归分析的结果，期望型角色冲突、超载型角色冲突、适应型角色冲突分别受到三大类影响因素不同程度的影响，具体结果如下：

（1）期望型角色冲突回归模型。

结果表明，在该回归模型的组织环境层面，组织的评价导向越重视教学，临床教师的期望型角色冲突水平就越低（$\beta = -0.127$，$P < 0.05$）；人际互动层面，领导给予的支持越多（$\beta = -0.153$，$P < 0.05$）、同事给予的支持越多（$\beta = -0.119$，$P < 0.05$），临床教师的期望型角色冲突水平就越低；个体特征层面，临床教师的教师信念越强，期望型角色冲突水平就越低（$\beta = -0.131$，$P < 0.05$）；而工作负担越重，期望型角色冲突水平就越高（$\beta = 0.286$，$P < 0.001$）。结果验证了本研究提出的部分研究假设，但与研究假设相反的是，参与决策对临床教师的角色冲突有显著正向影响，即临床教师参与决策的程度越高，其期望型角色冲突水平就越高（$\beta = 0.163$，$P < 0.01$）。

（2）超载型角色冲突回归模型。

结果表明，在回归模型的个体特征层面，教师信念和工作负担对临床教师的超载型角色冲突水平有显著的预测力，即临床教师的教师信念越强，超载型角色冲突水平就越低（$\beta = -0.133$，$P < 0.05$），临床教师的工作负担越重，超载型角色冲突水平就越高（$\beta = -0.422$，$P < 0.001$）。这两项结果验证了本研究提出的部分研究假设。

（3）适应型角色冲突回归模型。

结果表明，在回归模型的组织环境层面，临床教师对组织提供的教学相关培训的感知越好，其适应型角色冲突水平就越低（$\beta = -0.126$，$P < 0.05$）；在人际互动层面，临床教师得到的同事支持越多，适应型角色冲突水平就越低（$\beta = -0.130$，$P < 0.05$）；在个体特征层面，临床教师的教师信念越强，适应型角色冲突水平就越低（$\beta = -0.161$，$P < 0.01$）；工作负担越

表6-2 角色冲突各影响因素之间的相关性系数表

	1	2	3	4	5	6	7	8	9	10	11	12
制度明晰	1											
行政支持	0.43***	1										
评价导向	0.38***	0.57***	1									
参与决策	0.30***	0.54***	0.54***	1								
培训感知	0.39***	0.43***	0.42***	0.44***	1							
领导支持	0.34***	0.51***	0.57***	0.56***	0.45***	1						
同事支持	0.28***	0.36***	0.44***	0.42***	0.39***	0.58***	1					
团队沟通	0.31***	0.33***	0.44***	0.43***	0.44***	0.48***	0.53***	1				
工作反馈	0.28***	0.45***	0.46***	0.48***	0.51***	0.53***	0.54***	0.58***	1			
教师信念	0.25***	0.19***	0.33***	0.23***	0.33***	0.36***	0.41***	0.38***	0.31***	1		
教学情感	0.26***	0.17***	0.27***	0.26***	0.36***	0.37***	0.39***	0.40***	0.40***	0.63***	1	
工作负担	0.03	-0.20***	-0.08	-0.06	0.05	-0.05	0.05	0.10*	0.03	0.14**	0.21***	1

注: $*P < 0.05$, $**P < 0.01$, $***P < 0.001$。

表 6-3　角色冲突影响因素回归模型的标准化回归系数及回归系数的显著性检验结果

项目	期望型角色冲突				超载型角色冲突				适应型角色冲突			
模型	标准化系数	标准化系数	标准化系数	标准化系数	标准化系数	标准化系数	标准化系数	标准化系数	标准化系数	标准化系数	标准化系数	标准化系数
组织环境　制度明晰	-0.068			-0.064	0.004			-0.004	-0.015			-0.019
行政支持	-0.051			0.031	-0.140*			-0.043	-0.056			0.018
评价导向	-0.221***			-0.127*	-0.121*			-0.055	-0.063			0.001
参与决策	0.118*			0.163**	0.013			0.025	-0.026			-0.022
培训感知	-0.031			0.003	-0.052			-0.061	-0.092			-0.126*
人际互动　领导支持		-0.212***		-0.153*		-0.220***		-0.087		-0.196**		-0.096
同事支持		-0.145*		-0.119*		-0.063		-0.044		-0.147*		-0.130*
团队沟通		0.086		0.087		0.035		0.025		0.032		0.032
工作反馈		0.008		0.020		0.018		0.090		0.123*		0.180***
个体特征　教师信念			-0.196***	-0.131*			-0.178***	-0.133*			-0.218***	-0.161**
教学情感			-0.114*	-0.086			-0.124*	-0.106			-0.016	0.005
工作负担			0.306***	0.286***			0.446***	0.422***			0.337***	0.331***
F	6.424	9.625	25.657	9.206	6.278	6.886	46.109	12.723	3.714	7.217	25.892	8.614
Sig.	0.000	0.000	0.000	0.000	0.000	0.000	0.000	0.000	0.003	0.000	0.000	0.000
R^2	0.054	0.068	0.135	0.173	0.053	0.048	0.223	0.230	0.028	0.050	0.137	0.162

注：$*P < 0.05$，$**P < 0.01$，$***P < 0.001$。

重，适应型角色冲突水平就越高（$\beta = 0.331$，$P < 0.001$）。上述结果验证了本研究提出的部分研究假设，但与研究假设相反的是，人际互动层面的工作反馈对临床教师的角色冲突有显著正向影响，即得到的工作反馈越多，适应型角色冲突水平反而越高（$\beta = 0.180$，$P < 0.01$）。

（4）三大类影响因素对临床教师角色冲突影响的相对重要性不同。

在三个回归模型中，三个层面的影响因素对临床教师角色冲突的解释变异量是不同的，即调整后决定系数（R^2）不同，组织环境层面、人际互动层面和个体特征层面在三个模型中的调整后决定系数分别为 0.054、0.068、0.135；0.053、0.048、0.223；0.028、0.050、0.137。可以看出，个体特征因素对临床教师角色冲突的影响大于组织环境因素和人际互动因素。

二、临床教师角色冲突影响因素中介模型的构建和检验

（一）角色冲突影响因素中介模型的构建

根据临床教师角色冲突的多元线性回归分析发现，个体特征层面的因素对临床教师角色冲突的影响要大于组织环境因素和人际互动因素。当临床教师面对由于角色身份引起的潜在压力事件时，组织环境和人际互动方面的支持可以缓解事件对临床教师的影响，减轻由此产生的角色冲突。教师信念是教师在审视"我是谁""我要成为什么样的人"的过程中不断建构的自身对教师职业的认可、接纳与愿景。教师信念作为内在动力，是教师在履行职责和使命时重要的心理参照和精神引导。工作负担则作为一种重要的外在限制在临床教师履行教师角色的过程中发挥着重要作用。因此，本研究假设组织环境因素和人际互动因素除了对角色冲突有直接影响外，还通过影响个体特征层面的因素间接地对角色冲突产生影响，即假设教师信念和工作负担分别在组织环境因素、人际互动因素和角色冲突的关系中起中介作用。

本研究使用结构方程模型来检验提出的研究假设模型，应用 AMOS20.0 软件进行数据分析。根据本研究提出的假设模型，组织环境因素、人际互动因素、个体特征因素、角色冲突中分别包含多个潜变量，潜变量又包含若干观察指标，而变量、指标较多使得模型复杂不容易拟合。因此，该部分的基本分析思路是：①首先运用题目打包法，分别将 12 个潜变量中的题项打包成 12 个新指标，用均值作为新指标的分数，并以这 12 个新指标进行后续分析。同时，分别将期望型角色冲突、超载型角色冲突和适应型角色冲突中的题项进行打包，也是以均值形成新指标。运用打包可以提高共同度、减少随机误差、改善拟合指数。使用打包法的前提是题目单维、同质，并用于结构模型。②分别构建组织环境因素以教师信念和工作负担为中介对角色冲突的

影响因素假设模型Ⅰ，人际互动因素以教师信念和工作负担为中介对角色冲突的影响因素假设模型Ⅱ，见图6-1、图6-2，并分别提出对应的研究假设 H1～H5。③应用 AMOS20.0 软件进行分析，探索假设的结构模型与实际数据之间的拟合情况。

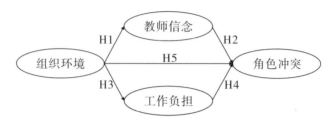

图6-1　组织环境因素对角色冲突的影响因素假设中介模型Ⅰ

H1：组织环境因素对教师信念有正向影响作用。
H2：教师信念对角色冲突有负向影响作用。
H3：组织环境因素对工作负担有负向影响作用。
H4：工作负担对角色冲突有正向影响作用。
H5：组织环境因素对角色冲突有负向影响作用。

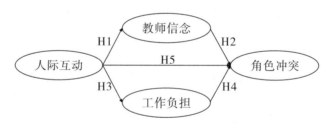

图6-2　人际互动因素对角色冲突的影响因素假设中介模型Ⅱ

H1：人际互动因素对教师信念有正向影响作用。
H2：教师信念对角色冲突有负向影响作用。
H3：人际互动因素对工作负担有负向影响作用。
H4：工作负担对角色冲突有正向影响作用。
H5：人际互动因素对角色冲突有负向影响作用。

（二）角色冲突模型的检验和结果分析

在代入数据进行模型拟合后，将根据结构方程模型的输出结果，对各个模型的拟合情况进行分析，从以下几个方面评估模型，即参数估计值的合理性、适当的标准误差、参数估计值的显著性、整体模型适配度的判别。①

1. 组织环境因素以教师信念和工作负担为中介对角色冲突的影响因素模型分析

将数据带入 AMOS20.0 软件分析，模型可以收敛识别，但个别主要的适配度指标不理想，例如，RFI = 0.890。初次拟合的模型如图 6 - 3 所示。通过一次连接残差项之间的共变关系以修正模型，得到了理想的适配度指标，修正模型如图 6 - 4 所示，该模型的整体适配度指标见表 6 - 4。回归系数（regression Weights）参数结果如表 6 - 5 所示，在结构模型中，各条路径的回归系数参数都达到显著（C. R. 绝对值都大于 1.96），估计标准误差的取值介于 0.038 ~ 0.121 之间，表示模型的内在质量较好。假设模型I中，假设 H1 ~ H5 都得到了支持，即组织环境因素通过教师信念和工作负担对角色冲突的部分中介作用得到了支持。

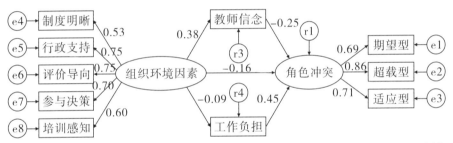

图 6 - 3　组织环境因素以教师信念和工作负担为中介对角色冲突的影响因素初次拟合模型

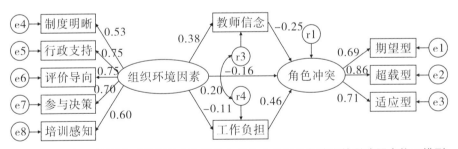

图 6 - 4　组织环境因素以教师信念和工作负担为中介对角色冲突的影响因素修正模型

① 吴明隆. 结构方程模型：AMOS 的操作和应用［M］. 重庆：重庆大学出版社，2009：311.

表6-4 假设模型Ⅰ的整体模型适配度检验指标列表

整体模型适配度检验指标			
统计检验量	适配的标准或临界值	检验结果数据	模型适配判断
绝对适配度指数			
卡方值	$P > 0.05$（未达显著水平）	91.825（$P = 0.000$）	未符合
RMR 值	<0.05	0.023	符合
RMSEA 值	<0.08	0.064	符合
GFI 值	>0.90 以上	0.963	符合
AGFI 值	>0.90 以上	0.934	符合
增值适配度指数			
NFI 值	>0.90 以上	0.935	符合
RFI 值	>0.90 以上	0.905	符合
IFI 值	>0.90 以上	0.956	符合
TLI 值（NNFI 值）	>0.90 以上	0.935	符合
整体模型适配度检验指标			
统计检验量	适配的标准或临界值	检验结果数据	模型适配判断
CFI 值	>0.90 以上	0.955	符合
增值适配度指数			
PGFI 值	>0.50 以上	0.543	符合
PNFI 值	>0.50 以上	0.644	符合
PCFI 值	>0.50 以上	0.658	符合
卡方自由度比	<2.00（5.00）	2.962	符合

根据表6-4，模型整体适配度的统计量中，卡方值未达显著水平，但由于卡方值易受样本大小的影响，样本观察值愈多，模型卡方值也会变大，此时显著性概率值 P 会变得很小，容易形成拒绝虚无假设的结论。因而样本数越大，在整体模型适配度的判别方面，应再参考其他适配统计量。[①] 从其他的绝对适配度指数来看，RMR 值 = 0.023 < 0.05，RMSEA 值 = 0.064 <

①　吴明隆. 结构方程模型：AMOS 的操作和应用［M］. 重庆：重庆大学出版社，2009：233.

0.08，GFI 值 = 0.963 > 0.90，AGFI 值 = 0.934 > 0.90，都已达到标准。另外，增值适配度指数方面均达到了模型适配标准。上述结果显示，在假设模型基础上修正的模型与样本数据间可以契合，假设模型可以被接受。

表 6 - 5　组织环境因素对角色冲突中介模型的回归系数参数表

路径	Estimate	S. E.	C. R.	P
教师信念←组织环境因素	0.593	0.085	7.014	0.000
工作负担←组织环境因素	- 0.178	0.086	- 2.069	0.039
角色冲突←教师信念	- 0.202	0.041	- 4.932	0.000
角色冲突←工作负担	0.338	0.038	8.839	0.000
角色冲突←组织环境因素	- 0.204	- 0.70	- 2.924	0.003
培训感知←组织环境因素	1.000			
参与决策←组织环境因素	1.230	0.109	11.315	0.000
评价导向←组织环境因素	1.215	0.102	11.861	0.000
行政支持←组织环境因素	1.428	0.121	11.843	0.000
制度明晰←组织环境因素	0.939	0.101	9.275	0.000
期望型←角色冲突	1.000			
超载型←角色冲突	1.386	0.100	13.833	0.000
适应型←角色冲突	1.095	0.085	12.933	0.000

根据上文中的相关系数表可知，组织环境因素、教师信念和工作负担、角色冲突各因素存在一定的相关性，满足中介效应检验的前提条件。通过 AMOS20.0 软件拟合的模型，各个研究变量之间的标准化直接效应、标准化间接效应和标准化总效应如表 6 - 6 所示。组织环境因素对角色冲突除了有直接的影响作用外，还通过教师信念和工作负担对其产生间接作用，其中介作用是部分中介作用，中介效应和总效应之比为 0.144/0.308 = 46.8%。

表 6 - 6　组织环境因素对角色冲突的中介模型影响路径分析

影响路径	标准化总效应	标准化直接效应	标准化间接效应
组织环境因素→教师信念	0.379	0.379	0.000
组织环境因素→工作负担	- 0.106	- 0.106	0.000

续上表

影响路径	标准化总效应	标准化直接效应	标准化间接效应
教师信念→角色冲突	− 0.253	− 0.253	0.000
工作负担→角色冲突	0.455	0.455	0.000
组织环境因素→角色冲突	− 0.308	− 0.164	− 0.144

上述模型的数据结果显示：①在组织环境因素对角色冲突的直接影响方面，组织环境因素对角色冲突有直接的负向作用，路径系数是 − 0.164，即组织环境中的各因素对临床教师的教学支持作用越强，临床教师所面临的角色冲突水平就越低。②教师信念和工作负担对角色冲突的影响。教师信念对角色冲突有负向影响，路径系数是 − 0.253，即临床教师的教师信念越强，临床教师所感知的角色冲突水平就越低。工作负担对角色冲突有正向影响，路径系数是 0.455，即临床教师的工作负担越重，临床教师所面临的角色冲突水平就越高。③组织环境因素通过教师信念和工作负担对角色冲突的影响。组织环境因素除了能直接影响角色冲突水平以外，还能通过教师信念和工作负担间接对其产生影响，即部分中介作用，即组织环境各因素的教学支持作用越强，使得临床教师的教师信念就越强、工作负担就越低，面临的角色冲突水平也越低。

2. 人际互动因素以教师信念和工作负担为中介对角色冲突的影响因素模型分析

将数据代入 AMOS20.0 软件分析，模型可以收敛识别，并得到理想的适配度指标，初次拟合的模型如图 6 - 5 所示。但是，在模型中人际互动因素影响工作负担的路径显示并不显著，删除该路径以及工作负担对角色冲突的影响路径（该路径影响显著）以修正模型，修正模型如图 6 - 6 所示，修正模型的适配度指标见表 6 - 7。回归系数参数结果见表 6 - 8，在该结构模型中，几条路径的回归系数参数都达到显著（C. R. 绝对值都大于 1.96），估计标准误差的取值介于 0.049 ~ 0.100 之间，表示模型的内在质量较好。假设模型 II 中，除了 H3 没有得到支持，其余假设均得到了支持，即人际互动因素通过教师信念对角色冲突的部分中介作用得到了支持，人际互动因素通过工作负担对角色冲突的中介作用没有得到支持。

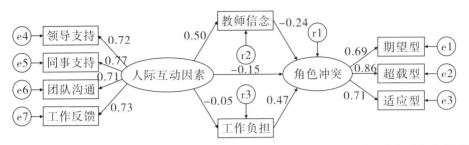

图 6 - 5　人际互动因素以教师信念和工作负担为中介对角色冲突的影响因素初次拟合模型

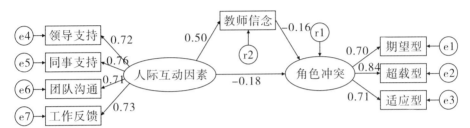

图 6 - 6　人际互动因素以教师信念和工作负担为中介对角色冲突的影响因素修正模型

表 6 - 7　假设模型 II 的整体模型适配度检验指标列表

整体模型适配度检验指标			
统计检验量	适配的标准或临界值	检验结果数据	模型适配判断
绝对适配度指数			
卡方值	$P > 0.05$（未达显著水平）	48.730（$P = 0.000$）	未符合
RMR 值	< 0.05	0.024	符合
RMSEA 值	< 0.08	0.060	符合
GFI 值	> 0.90 以上	0.974	符合
AGFI 值	> 0.90 以上	0.948	符合
增值适配指数			
NFI 值	> 0.90 以上	0.961	符合
RFI 值	> 0.90 以上	0.940	符合
IFI 值	> 0.90 以上	0.975	符合
TLI 值（NNFI 值）	> 0.90 以上	0.961	符合
CFI 值	> 0.90 以上	0.975	符合

续上表

整体模型适配度检验指标			
统计检验量	适配的标准或临界值	检验结果数据	模型适配判断
增值适配度指数			
PGFI 值	>0.50 以上	0.487	符合
PNFI 值	>0.50 以上	0.618	符合
PCFI 值	>0.50 以上	0.627	符合
卡方自由度比	<2.00（5.00）	2.707	符合

根据表 6 - 7，模型整体适配度的统计量中，卡方值未达显著水平，但由于卡方值易受样本大小的影响，样本观察值愈多，模型卡方值也会变大，此时显著性概率值 P 会变得很小，容易形成拒绝虚无假设的结论。因而样本数越大，在整体模型适配度的判别方面，应再参考其他适配度统计量。[①] 从其他的绝对适配度指数来看，RMR 值 = 0.024 < 0.05，RMSEA 值 = 0.060 < 0.080，GFI 值 = 0.974 > 0.90，AGFI 值 = 0.948 > 0.90，都已达到标准。另外，增值适配度指数方面，除 PGFI = 0.487 以外，均达到了模型适配标准。上述结果显示在假设模型基础上修正的模型与样本数据间可以契合，假设模型可以被接受。

表 6 - 8　人际互动因素对角色冲突中介模型的回归系数参数表

路径	Estimate	S. E.	C. R.	P
教师信念←人际互动因素	0.633	0.065	9.806	0.000
角色冲突←人际互动因素	-0.191	0.068	-3.306	0.005
角色冲突←教师信念	-0.133	0.049	-3.662	0.006
期望型←角色冲突	1.000			
超载型←角色冲突	1.318	0.100	13.116	0.000
适应型←角色冲突	1.079	0.084	12.916	0.000
领导支持←人际互动因素	0.985	0.085	12.745	0.000

---

① 吴明隆. 结构方程模型：AMOS 的操作和应用［M］. 重庆：重庆大学出版社，2009：233.

续上表

路径	Estimate	S. E.	C. R.	P
同事支持←人际互动因素	0.876	0.060	14.579	0.000
团队沟通←人际互动因素	0.939	0.068	13.752	0.000
工作反馈←人际互动因素	1.000			

根据上文中的相关系数表可知，人际互动因素、教师信念、角色冲突存在一定的相关性，满足中介效应检验的前提条件。通过 AMOS20.0 软件拟合的模型，各个研究变量之间的标准化直接效应、标准化间接效应和标准化总效应见表 6-9。人际互动因素对角色冲突除了有直接的影响作用外，还通过教师信念对其产生间接作用，其中介作用是部分中介作用，中介效应和总效应之比为 0.081/0.264 = 30.1%。

表 6-9　人际互动因素对角色冲突的中介模型影响路径分析

影响路径	标准化总效应	标准化直接效应	标准化间接效应
人际互动因素→教师信念	0.498	0.498	0.000
教师信念→角色冲突	-0.163	-0.163	0.000
人际互动因素→角色冲突	-0.264	-0.183	-0.081

上述模型的数据结果显示：①在人际互动因素对角色冲突的直接影响方面，人际互动因素对角色冲突有直接的负向作用，路径系数是 -0.183，即人际互动中的各因素对临床教师的教学支持作用越强，临床教师所感知的角色冲突水平就越低。②教师信念对角色冲突的影响。结果显示，教师信念对角色冲突有负向影响，路径系数是 -0.163，即临床教师的教师信念越强，临床教师所面临的角色冲突水平就越低。③人际互动因素通过教师信念对角色冲突的影响。人际互动因素部分通过教师信念间接对角色冲突产生影响，同时人际互动因素通过教师信念对角色冲突产生部分中介作用，同时人际互动各因素中对教学的支持作用越强，临床教师的教师信念就越强，面临的角色冲突水平也越低。

三、临床教师角色冲突影响因素的质性分析

（一）个体特征因素的影响

1. 外在的多重角色带来的工作负担

临床教师承担的临床医疗任务非常繁重。这些超负荷的工作负担必然造成临床教师在时间上和精力上的冲突。正如有教师坦言："不管你是兼临床教学，还是兼教学管理工作，都是在兼职。既然是兼职，就肯定有自己的主要工作，要完成这些工作不仅在时间和精力上影响了教学，同时也影响了教学质量和备课质量。"

由于工作负担的影响，很多临床教师并没有足够的时间进行充分的教学设计。"肯定不如专职教师，专职老师会有更多的时间去思考整个教学过程的设计，会有足够的时间去设计课程；临床教师，可能也很有经验，但他在整个课程的设计方面不会做得那么尽善尽美。"这也对临床教师进一步提升教学质量造成了困扰。为了完成教学任务，临床教师只能牺牲自己的休息时间。"现在百分之八九十的临床教师都是用自己的休息时间来备课、上课的。"身兼临床和教学工作的"身心疲惫"，甚至让一些临床教师放弃了教学工作。"有一些临床教师，觉得上课太累了，不想去上课。"

2. 内在的教师信念与教学兴趣

与医疗职业相比，教师职业有其特殊的职业特点和要求，对不同的人会有不同的吸引程度，每个临床教师的教学兴趣和意愿也是迥异的。而不同的教师信念、教学意愿和教学兴趣使得临床教师们对教学的态度也大不相同。例如，有临床教师谈到："医院里面，年轻一点的医生，对临床教学的重视程度相对高一些，积极一点；年纪大一点的医生，相对来说，热情低一点，他们更看重的是医院职称。"

参与教学的意愿和热情也有所不同。有的临床医生发自内心对教学真正热爱，认为教学为临床教师施展才能提供了另一个舞台，让临床医生体会作为教师的职业成就感："学生上课听得有劲，自己也挺开心的，虽然体力上是累一点，但内心是开心的。"对于这些临床教师来说，教学就像临床工作一样，是自己工作范围内必不可少的一部分。除此之外，也有源于教学有可能带来利益的外界促动因素。"有的教师，因为要升教学职称，必须要看教学量，这时，他是愿意去教学的。另外，有的想以后从教学这一块儿做一点成绩，或者说能对他以后评职称有帮助；还有的，像后备、储备人才，或者可能往领导这块走的，往往也是比较积极地去参与临床教学的。"

（二）人际互动因素的影响

1. 领导重视

科室领导是临床教师在临床工作中的直接领导，他们在临床教师的教师角色扮演过程中起着非常关键的作用。领导对教学的重视及支持程度，对临床教师对待教师身份、开展教学工作有重要影响。在附属医院担任行政工作的唐老师说："最开始，心里有这种想法，但领导不支持，就不敢在正常的工作时间去做教学的事，……从去年开始，我才开始大大方方地做教学相关事宜，有些教案没写完，我就在办公室里写了，以前我都是回家做的。这一切得益于我们新换的领导。这个领导觉得，你应该积极参与教学、参与教材编写。所以我就可以理直气壮地备课、上课。"有领导也坦言："团队带头人若对教学工作重视，认可教学工作，团队成员的感觉就不一样，就会把教学工作当作其工作职责之一。"另外，领导对临床教师的支持很大程度上缘于对其教师身份的一种认可，临床教师通过角色之间的互动意会到领导的价值预设。这也解释了量化研究结果，人际互动层面的因素如何通过作用于教师信念对角色冲突产生影响。访谈还发现，领导对于教学是否支持很大部分取决于他自身的工作经历。"一方面，他自己是从临床医生出来的；另一方面，他也是硕士／博士研究生导师，自己也带学生。"

2. 同事支持

临床教师与其在临床或教学工作的同事的"伙伴"关系如何，会在一定程度上影响他们的教师角色扮演。有的临床教师在工作中得到了同事的支持，可以更从容地兼顾临床和教学工作。"大家倒是都挺支持的。我们因为教学需要调班的时候，科里的同事都比较好，大家都很支持你去搞教学。"还有的临床教师能够得到在学校里工作的同事的支持。"教学，我觉得自己花的精力稍微多一点。另外，学校里的朋友也帮了一些忙，比如，帮忙交个东西，写个东西，等等，帮我节省不少时间。"

也有的临床教师一方面因为教学有"同事支持"的需求，但另一方面，身边的同事并不十分理解，因此而产生矛盾的心理。"自己心里也会产生一些矛盾，比如说我今天既要去参加教学，又要当班，这时，我的工作肯定要转给别人，多多少少会影响一些同事关系，时间久了，有一些同事可能会因为这个不太愿意和你搭班。"

121

（三）组织环境因素的影响

1. 医院重视教学的政策导向与制度落实的矛盾

医学院校附属医院对教学的重视程度越来越高，主要体现在意识和制度层面，"医教研协同发展"几乎是医学院校所有附属医院的发展思路，相关的制度建设和要求包括：教学工作纳入科室整体发展规划、科主任目标考核、职称考评与聘任，与绩效考核挂钩，对教学工作有额外奖励，等等。但是，医院对教学的重视在具体表现上也会有一些细微差别，有些医院，尤其是长期院校一体或老牌直属医院对教学的重视，除了有医院外在发展的需求，更多源自对医学生培养和医学教育质量的重视，这种重视也会传达给临床教师一种更为内生的、积极的信号，正如来自一所有着优秀教学传统的医院的黄老师所说："现在全国高校都很重视本科生的教学，医院也很重视。科室也全力支持这一块的教学工作。"有一些附属医院，特别是一些新成立的附属医院，为了鼓励临床教师参与教学，采用"教学加分"的方式，且教学在职称晋升中所占的比例较大，激发了临床医生参与教学的热情，但也有变成形式化教学的情况，逐渐演变成只有有晋升需求的医生才来参与教学，晋升成功后教学也就随之结束，教学完全成为临床医生职称晋升的一种手段。由此可见，完全靠外在的利益驱动在一定程度上影响了临床教师对教学工作的真正理解与追求。

访谈中，笔者还发现一种现象：医院最高领导层对教学工作非常重视，提倡医教研协同发展，医院也制定了相关规章制度，但在政策落实和具体操作上，教学在医院整体工作中的地位并不像"口号"所宣称的，特别是当临床教师需要医院层面帮助其解决在教学过程中遇到的实际困难时，并未给予人员、时间和经费等配套资源，造成了政策目标与政策措施的矛盾、理念导向与资源配置的矛盾，结果就是把冲突和矛盾下移至科室层面，而科室层面的领导也无法解决，最终还是将矛盾转嫁于临床教师个人。于是，冲突一层层下移，而临床教师面对这种冲突，只能无奈地牺牲个人权益来解决，或者"放弃教学，牺牲学生"，最终影响的都是临床教师的个人利益和医学教育的质量。

2. 临床教学的要求日益规范

随着教学在各附属医院和教学医院的地位日益提升，医院在对临床教师的教学管理上也越来越规范和严格。日益规范的教学管理对大多数临床教师来说，可以督促其更好地投入教学，保障教学质量，但无形中也增加了临床教师的工作负担。来自中部地区一所医学院校的唐老师在提到学校对临床教师授课质量的要求时，感慨"我们现在要求很高。首先，写完了教案之后，你要给教学秘书修改，根据教学秘书的修改意见，修改完了以后，给教研室主任审核，教研室主任同意授课并签字后你才可以去授课。同时，督导评课对于临床教师来说，也是比较难过的一关，是学院和学校两个部门教学督导的监督。而且我们这边的教学督导都特别严格，对课件要求也很高。"对临床教师授课质量要求提升的同时，若没有相关教学支持系统发挥作用，无疑只会增加临床教师的负担而导致角色冲突的产生。

3. 行政支持对教师身份的认可

有的医院在常规的教学政策支持和保障上，制定了一些比较人性化的制度，包括针对临床教师的"教学假"，如有的学校，职称达到一定要求的临床教师，即可享受一定时间的教学假，具体休假的时间，可以由临床教师自己根据科室工作情况灵活安排。这对于临床教师来说，不仅是其应当享有的一项权利，更是对其角色身份和工作付出的肯定，相较于上课获得的经济补偿，这对他们来说更有意义。"其实你发的课时费，大家感受不深的。大家临床上有绩效，还有奖金，他可能并不在意那一两个小时的课时费有多少，反而这个，他觉得更珍贵一些。"而大多数医院在具体的协调或保障方面是缺失的。

4. 自学成才——教师培训的缺失

目前，很多医院对临床教师的教学培训也开始逐步规范化、多样化，但总体来说，培训的覆盖面还很小，还没有形成常规化。在访谈中，临床教师普遍表示在入职后接受的相关教学培训少之又少，有的教师几乎没有参加过，更不用说较为系统的教学培训。也有临床教师表示，尽管医院内网偶尔会通知学校安排的一些公开教学活动，但因为与自己的授课关系不大，也没有参加的兴趣。教学培训的数量少，针对性不强，对临床教师们胜任教师角色造成一定的影响。

而没有或很少接受培训的教师，则普遍认为培训对其适应教师角色是有促进作用的。"我觉得年轻医生多一些这方面的培训可能会好一些。"已参加过教学培训的临床教师，对培训本身在其适应教师角色中的作用还是很认可的，培训也促进了他们对教学的反思，思考如何更好地去开展教学。

第七章 医学院校临床教师角色冲突的讨论与思考

研究发现临床教师在工作中面临的角色冲突主要包括三种类型，各类型的角色冲突在程度上各有不同，冲突的发生也都各有缘由。在不同的临床教师人群中，各类型角色冲突表现出一定的差异。本章将对量化研究和质性研究的发现——临床教师角色冲突的整体状况、群体差异和影响因素，结合相关理论和文献进行分析和探讨，以更深入理解临床教师的角色冲突。

一、临床教师角色冲突的整体状况和群体差异

（一）临床教师存在三种程度中等偏上的角色冲突

角色冲突是角色压力理论描述的一种角色压力类型。角色压力理论认为，暴露在角色压力源之中的个体要花费更多努力来评估、执行合适的应对策略，以最小化压力源的负面影响，由此直接产生了与角色有关的心理压力。[①] 角色冲突是当个体的角色行为与角色认知或角色期待产生不协调状态时的内心体验，这种内心体验可以在两个层次上通过自我得到体验。第一个层次是在本人所扮演的角色总体内，第二个层次是在本人所扮演的角色与其他行为者所扮演的角色之间。[②] 本研究主要关注第一个层次，即临床教师个体承担的角色内发生的角色冲突。

教师的角色冲突主要来源于其角色本身的特殊性。布莱恩·威尔逊（Bryan R. Wilson）在 1962 年发表了《教师的角色：一种社会学的分析》一文后，西方学者们开始关注教师这一角色的特征，教师的角色冲突也逐渐成为教育社会学的重要研究对象。[③] 威尔逊在他的文章中称，教师角色的弥散

---

① 崔楠，胡洋红，徐岚. 组织中的角色压力研究：整合研究框架及未来研究方向 [J]. 软科学，2014，28（9）：82-86.

② 秦启文，周永康. 角色学导论 [M]. 北京：中国社会科学出版社，2011：116.

③ 焦炜，赵宗孝. 新课改背景下课堂教学中教师角色冲突透视 [J]. 当代教育与文化，2009，1（3）：86-91.

性和多样性使得人们对教师的角色难以定义，因为他们承担了太多义务——激励、鼓励学生，传达价值观，唤醒学生对事实的尊重，养成批判性的赞赏，等等，而这些都是不确定的。教师角色的义务是弥散的，难以划定界限，角色活动也是高度多样化的。弥散性的角色还意味着弥散性的卷入，教师需要持续地再塑角色，再解释、再行动、再建构各种关系和行为方式。作者认为弥散性的角色更容易产生角色内冲突。① 因此，教师是一个典型的处于易发生冲突情境的社会角色。

而作为高等教育领域中一个独特的教师群体，临床教师角色具有更强的弥散性。因为医学院校临床教学的需要，他们通过自身努力，被学校聘任为临床教师。他们的主要角色是医务工作者，但当面对学生从事教学工作时，他们又是教师。在社会学研究中，根据角色所占据的社会地位是否经过角色扮演者的主观努力，可以将角色划分为先赋性角色和自致性角色（或称获得性角色）。根据角色表现的显隐状况，将角色划分为活跃性角色和潜隐性角色。拉尔夫·林顿（Ralph Linton）在其著作《人的研究》中最早使用了这种划分，认为正在扮演的角色为活跃性角色，而其他角色则为潜隐性角色。② 对于临床教师来说，教师角色是一种自致性角色和潜隐性角色。因此，除了教师的角色内冲突，临床教师还面临着显著的角色间冲突，即医务工作者角色与教师角色之间的冲突。

本研究依据角色冲突的可能来源和迥异的性质，将临床教师的角色冲突划分为三种类型，并通过验证性因素分析确立了最终的角色冲突维度。研究发现，医学院校临床教师三种类型的角色冲突都不同程度地存在，且处于偏高水平。另外，根据中位数，三种类型的角色冲突中，超载型角色冲突得分最高，其次为适应型角色冲突、期望型角色冲突。约翰·斯宾塞（John Spencer）总结了临床教学面临的挑战，主要包括：时间压力；竞争性需求——临床（尤其当患者需求与学生需求冲突时）、管理、研究；突发状况（很难制订计划）；学生人数的增加；患者人数的减少（住院时间缩短、患者病情过重、患者拒绝配合）；资源不足；临床环境不利于"友好教学"；对教师的奖励和认可较少。③ 这些挑战也印证了本研究中临床教师面临的三种角色冲突的可能来源。时间压力和竞争性的需求使得临床教师面临着超载

---

① WILSON B R. The teacher's role: a sociological analysis [J]. British journal of sociology, 1962: 15 – 32.

② 童星. 现代社会学理论新编 [M]. 南京：南京大学出版社，2003: 84.

③ SPENCER J. Learning and teaching in the clinical environment [J]. BMJ clinical research, 2003, 26 (7389): 25 – 28.

型冲突；突发状况、学生人数的增加、患者人数的减少、资源不足等，挑战了临床教师能否顺利履行教师职责，提高了临床教师适应型冲突的水平；对教师的奖励和认可不足，影响了临床教师对教师身份的角色期待。具体而言，这三类冲突类型在量化研究和质性研究中都得到了体现。

在本研究中，期望型角色冲突主要是由于对角色的各种期望之间的不相容或矛盾造成的角色冲突，包括外界的多个利益群体的期望不一致、对角色的期望与实际政策制度的不一致、角色承担者自身的标准或价值观与规定的角色期望行为之间的冲突。通过研究发现，学校医院组织、领导与学生是临床教师开展教学工作时主要的角色互动对象，临床教师在与之进行角色互动中，自身对于作为教师角色的期待或行动与现实的外界角色期望存在着一定的冲突，从而引发了期望型角色冲突。罗伯特·迈尔斯通过对护士人群的研究发现，当护士在遵从自我和社会的期望行为，而不能同时满足雇主的行为期望时，角色冲突便成为必然结果。[1] 艾伦·艾萨克（Allen C. Isaak）认为角色期望有两类，一类是"局外人"所持有的期望，另一类是角色充当者的自我期望。[2] 其中，第一类期望中，一方面是"局外人"的期望，另一方面是"当事人"对"局外人"期望的感受。自我角色期望是自身对如何扮演好角色的一系列设想，这种假设源于个体在充当角色之前已经形成的个性特征、人生态度、价值观念和思想意识等。[3] 该理论为解释期望型角色冲突提供了参考性框架，当这三种期望或心理过程中的任一方面存在不相容时，个体的期望型角色冲突就随之产生。

超载型角色冲突是指由于个体扮演多种角色，承担诸多角色任务，不能完全兼顾每一种角色的要求，造成某个主要角色影响另外角色所形成的角色冲突。研究结果表明，对于大多数临床教师来说，医护工作者本身的角色为其履行教师角色造成了工作超载的冲突。"时间和精力的冲突"是临床教学工作中永恒的话题。医学院校的各大附属医院几乎都是所在城市中综合实力排在前列的医疗机构，一般在老百姓心中认可度较高。[4] 他们肩负着当地或周边地区，甚至更大区域范围内医疗卫生服务的主要职责。另外，正如临床

① ABRAHAMSON K A. Role expectations, conflict, and burnout among nursing staff in the long term care setting [D]. West Lafayette：Purdue University，2008：17.

② 艾萨克. 政治学：范围与方法 [M]. 郑永年，胡谆，唐亮，译. 杭州：浙江人民出版社，1987：303 - 304.

③ 秦启文，周永康. 角色学导论 [M]. 北京：中国社会科学出版社，2011：346.

④ 胡林，谭正巧. 论医院文化中的"学院派医院文化现象"及高校附属医院文化的共性特征 [J]. 重庆医学，2014，43（5）：628 - 629.

教师普遍提到的，国内社区卫生资源的缺失和不完善，医疗卫生资源结构的不平衡，使得大量常见疾病和多发疾病都涌入附属医院，大大增加了临床教师的工作负担。超负荷的工作负担使临床教师面临的超载型角色冲突状况非常显著并且日益突出。另外，除了工作量上的负担，临床教师工作时间的不定时、不规律性以及特殊的排班制，也是超载型角色冲突的主要原因和表现形式。

适应型角色冲突即个人不能适应角色要求，难以恰当完成角色行为而造成的角色冲突，主要包括自身缺乏完成角色要求必需的训练和经验、缺乏外界人力和物力资源支持等。适应型角色冲突本质上是个体是否能够顺利进行角色扮演的问题。所谓角色扮演是个体根据自己所处的特定位置，按照角色期待和规范要求所进行的一系列角色行为。[1] 奚从清把角色扮演分为五个阶段：角色定位、角色领悟、角色学习、角色实践和角色评价。[2] 当个体不能完成任一阶段的特定任务、不能成功地进行角色扮演从而完成角色行为时，就会产生适应型角色冲突。本研究中，临床教师的适应型角色冲突主要体现为对教师角色的信念不足、个人教学能力技巧或临床经验的缺乏；外界教学空间等临床教学环境的"不友好"、临床教学资源缺乏与学生人数激增的矛盾、由学生变化引发的师生互动困难等。通过质性研究发现，适应型角色冲突又可分为内部适应型和外部适应型。内部适应型冲突主要是由于自身的能力素质不足以适应教师角色，外部适应型冲突则主要是外界原因，尤其是资源缺乏导致临床教师难以恰当地履行教师职责。

（二）角色冲突在个人和组织属性上呈现群体差异

1. 不同地区的差异

研究发现所处不同地区的临床教师角色冲突水平有所差异。整体来看，来自东部地区医学院校的临床教师角色冲突水平更低，相比较，中部和西部地区的临床教师角色冲突水平较高。中西部地区不乏综合实力强大的医学院校和附属医院，但是，相对于东部地区，在城市社会经济发展水平、医学教育和医疗卫生资源分布上，中、西部地区无论在品质还是数量上都存在巨大的落差。唐齐鸣等通过实证分析发现，西部城市群虽然在西部大开发战略的带动下，经济实力有了大幅提高，但是其医疗投入水平相较于中部和沿海发达地区仍处于较低水平。同时，西部核心城市的医疗卫生投入与其对应的城

---

① 奚从清. 角色论：个人与社会的互动［M］. 杭州：浙江大学出版社，2010，80.
② 奚从清. 角色论：个人与社会的互动［M］. 杭州：浙江大学出版社，2010，82.

市规模和人口分布存在很大的缺口。[①] 张俊等通过对我国医疗卫生体系技术效率的地区差异研究，发现我国东部地区技术效率比中部和西部地区要高，而中、西部地区技术效率水平类似。通过计算和比较我国各省、自治区、直辖市医疗卫生体系技术效率的排名，发现排名靠前的多为东部省份。由于地区因素涉及的宏观及中观的原因，对应于临床教师个体的微观结果，只能从地区整体特点考虑。但是，这样的整体环境究竟是如何影响临床教师的角色冲突的，可能还有其他起中介作用的因素，无法进一步深入解释归因。另外，地区差异的原因，也有可能是各地区所选取样本医院的本身差异造成的。

2. 不同医院类型的差异

本研究发现，教学医院的临床教师超载型角色冲突水平高于直属附属医院，教学医院的临床教师超载型角色冲突水平也高于非直属附属医院。超载型角色冲突的形成一方面是由于临床工作本身的超负荷使得临床教师的时间和精力分配对教学工作产生了影响，另一方面，当个体不能把临床工作和教学工作有机融合，使得临床工作与教学工作相互促进时，这种冲突也易更加明显。

我国医学院校的临床教学基地包括附属医院、教学医院和实习医院三种类型。高等医学院校的直属附属医院，承担临床学科的教学、科研、专业人才培养的任务，是高等医学院校不可缺少的组成部分。由于医学教育办学规模的不断扩大，医学生的数量日益增长，临床教学的任务也随之增多，医学院校原有的直属附属医院已不能满足正常的教学需要。《普通高等医学教育临床教学基地管理暂行规定》明确指出"附属医院数量不足的高等医学院校，各有关部、委、省、自治区、直辖市应根据具体情况，新建、划拨改建、或在不改变原有领导体制及经费渠道的情况下，选择一部分条件及水平较好的教学医院划为附属医院"。很多医学院校选择一些符合条件的临床教学基地医院，成为学校的非直接领导附属医院（以下简称"非直属附属医院"），解决临床教学资源紧张和教学压力过重的问题。直属附属医院与非直属附属医院的最大区别在于，直属附属医院与学校在领导管理体制、行政隶属关系、经费划拨渠道等方面有着直接关系，而非直属附属医院在这些方面与学校没有任何关系，仅将临床教学、人才培养、学科建设等纳入学校管理体系。直属附属医院因为在行政隶属关系等方面与学校有着千丝万缕的关系，并且长期从事学校的临床教学工作，所以沿袭了优良的教学传统，奠定了丰厚的教学基础。

---

① 唐齐鸣，聂晋. 西部地区医疗投入缺口、医疗发展指数及影响因素研究 [J]. 中国卫生经济，2015，34（4）：47-49.

非直属附属医院是随着 2000 年前后高等医学教育扩招，现有的直属附属医院不能满足医学院校临床教学需要的情况下，本着与医学院校互利共赢的原则获得批准建立的。大多数非直属附属医院基本上前期是学校的教学医院，一般只负责临床实习带教工作，有的甚至连教学医院都不是。而一旦成为非直属附属医院，就要承担临床阶段的全过程教学，包括理论课授课、临床见习和实习带教。一般来说，医院对于转型成为医学院校的附属医院，都有较强意愿，经过多年发展，新建的附属医院基本已经适应学校教学的运转，完善各项教学管理制度，医务人员的身份也发生了转变，不但从事临床工作，还承担教学和科研等其他工作。除此以外，还有部分医院不是直属附属医院，也不是非直属附属医院，只是学校一般的临床教学基地，承担少部分的临床教学和实习带教任务。相比较而言，教学医院与学校的联系往往不如直属或非直属的附属医院多，在硬件软件建设上，特别是教学文化、教学基础设施、管理制度和临床师资培养建设方面，会存在滞后的现象。因此，教学医院的临床教师在处理临床与教学工作时，可能不如附属医院的临床教师，容易产生超载型角色冲突。

3. 不同科室的差异

本研究发现不同科室临床教师角色冲突的差异，具体表现为来自外科的临床教师期望型角色冲突水平高于来自内科的临床教师。通过研究发现，外科临床教师通常工作地点更加多变，如手术室、门诊、病房，有些教师笑称为"三点一线"，在此工作状态下需要抽身参与教学工作，时间和精力上的付出会更多。另外，外科临床教师在临床见习、实习等带教时，由于外科的操作技术更多更复杂，对患者可能引起的创伤更大，带教的难度也更大。因此，外科临床教师由于工作时间和地点的不确定性，可能在需要协调教学时间和人力方面有更大的需求，而在得不到组织支持的情况下，他们的期望型角色冲突水平会更高。

4. 不同性别的差异

本研究发现男性临床教师的期望型角色冲突水平高于女性临床教师，即相较于男性临床教师，女性临床教师的信念与价值观更容易与组织达成一致，认为教学工作更有助于实现个人志向和抱负。这与李经远、李栋荣的研究结果一致，即男性员工的角色冲突水平显著高于女性[①]。蔡国春等学者在研究大学教师面对"师者"与"学者"角色之惑时也发现，女教师比起男

---

① 李经远，李栋荣. 矩阵式组织结构下角色冲突、组织承诺、离职意愿关联性研究：以工业技术研究院员工为例［J］. 中华管理学报，2003，4（1）：21 - 44.

教师在主观意愿上，更倾向于选择"师者"的角色。① 男性和女性临床教师在性别角色态度上的差异为研究结果的解释提供了两方面的可能原因：一方面，临床工作还是男性占优势的行业，相对于男性，女性临床教师更可能认为在教学中获得的机会较于临床工作容易，也更能成就事业，因此也易与组织宣扬的价值观达成一致，正如莎伦·吉布森（Sharon K. Gibson）认为女性教师力图将个人角色身份和职业角色身份融合②；另一方面，不同性别存在看待工作价值的差异，根据传统性别角色分工，女性比男性更能认可教师职业，也更能享受教书育人带来的工作成就感，即便对待教学工作中可能存在的政策冲突或期望冲突，女性临床教师也更倾向于采取容忍与认同的态度。

女性教师和男性教师在面对角色冲突以后的情感体验和应对方式也是可能原因之一。杰弗里·弗莱明（Geoffrey Fleming）等的研究显示在医学领域内的女性教师群体在职业发展与晋升上会面临更大的障碍，但是参与职业发展项目后，她们比男性教师自述了更显著的技能提升，这可能是因为女性教师比男性更易感受到孤立感的降低，互联性、赋权感的增强。③ 杰森·林肯（Jason T. Lincoln）在一项针对美国K－12教师的调查发现，相对于男性教师，女性教师在面对角色冲突时，更倾向于运用多样化的应对方式，如寻求他人帮助、以不同的视角去看待压力、制定战略、获得他人的理解和支持、心无旁骛、寻求精神信仰安慰等多种途径解决冲突。④

5. 不同教师类型的差异

量化研究发现，医生教师群体的期望型角色冲突水平高于护士教师群体，通过质性研究，该结论也得到了解释。医生和护士群体不同的专业性水平和从事临床教育的历史，决定了两个群体对待教学工作可能存在的不同态度。高等医学教育无论从入学标准、学历层次、受教育年限等各方面都高于护理教育，而且培养过程也比护理教育更备受关注。另外，医学院校的附属

---

① 蔡国春，李培. "师者"的彷徨：大学教师角色冲突的表征及其应对［J］. 黑龙江高教研究，2020，38（8）：110－115.

② GIBSON S K. Mentoring of women faculty：the role of organizational politics and culture［J］. Innovative higher education，2006，31（1）：63－79.

③ FLEMING G M，SIMMONS J H，et al. A facilitated peer mentoring program for junior faculty to promote professional development and peer networking［J］. Academic medicine journal of the association of American medical colleges，2015，90（6）：819－826.

④ LINCOLN J T. Role conflict and coping strategies among K－12 public school teachers：perspectives and implications［D］. Jonesboro：Arkansas State University，2009：62.

医院以三甲医院为主流，医生的学历层次普遍较高。而护理教育虽然在近代护理教育史上，已经驶入高等护理教育的航线，与国际护理教育紧密接轨，但在中华人民共和国成立后，为适应当时国家计划经济的总体要求，被列入中等专业教育序列，高等护理教育被停办，护理教育的总体层次下降。直到20世纪80年代，高等护理教育才开始逐渐在全国慢慢复苏。[①]然而，这一历史性断档导致护理教育质量大幅下降，高等护理人才极度缺乏，社会对护理专业性的认可度远不如医学专业。在传统观念和现实环境中，医生职业的专业性都远远高于护士职业的专业性，医生从自身工作中获得的职业满足感和社会承认度要远高于护士。当护理临床教师因为自身优秀而成为大学讲台上的教师时，他们更能体会到教师身份的使命感和责任感，其从教学中获得的成就感也远远高于医生教师，因此，也更容易与组织期望相契合，更能接受外界给予他们的角色期望，期望型角色冲突水平也会低于医生教师。

6. 不同的学历、职称、工作年限的差异

在临床教师的学历、职称、工作年限方面，基本表现为临床教师自身的学历和职称水平越高，工作年限越长，其适应型角色冲突水平就越低。医生职业的高度专业性往往窄化了教师职业所应有的专业性，人们普遍相信，一名好医生、好护士肯定也能成为一名好教师。然而，一位"好"医生、"好"护士的成长本就是一个漫长过程，可以说，这两个角色是相伴相生、共同成长的。因此，很多医护人员在职业初期，特别是初任临床教师时期，更容易面临适应型角色冲突。随着工作年限的增长，临床教师的教学经验、知识储备、社会交往等都逐渐提升，适应型角色冲突水平也会逐渐降低。另外，学历越高，对学科的基础知识掌握相对牢固，较容易接触前沿动态，科研和教学水平相对增长；职称是随工作年限自然增长后不断提升的，随着临床和教学工作经验的积累，工作年限越长、学历越高的临床教师，越容易适应和胜任临床和教学的工作，感知的角色冲突水平也就越低。

二、临床教师角色冲突的影响因素

（一）组织环境因素直接或间接影响角色冲突

1. 评价导向和培训支持直接影响角色冲突

通过研究发现，组织环境因素对临床教师角色冲突的水平有直接或间接的影响。具体来看，评价导向直接影响临床教师的期望型角色冲突，即组织

---

① 李丽萍. 护理教育学［M］. 杭州：浙江大学出版社，2009：17.

在评价的导向中越重视教学，临床教师的期望型冲突水平就越低。期望型角色冲突实质上也可以反映个人—组织匹配的问题，艾米·克里斯托弗（Amy L. Kristof）认为个人—组织匹配即个人与组织的兼容性，包括至少一方完全提供另一方所需要的或者他们拥有相似的基本特征。① 章璐璐等人通过研究发现，当个人—组织匹配时，双方在价值观方面的高度一致性使得组织更能深切地感受到员工的需求与期望，进而不断改善组织的硬性与软性条件以满足员工的需求与期望。② 而当个人的价值观与组织的价值观不相匹配或个人感觉到组织环境难以满足其实现个人价值的需求时，个体会产生角色上的冲突。本研究中，在评价导向中体现教学的重要性说明临床教师所在的附属医院对教学重视，通过营造浓厚的教学文化和实施具体的评价措施，使得临床教师对教学的认识更加深入。组织对教学重视的价值观也更能匹配临床教师对教学的期待和理想，因而临床教师的教学职业发展与医院和学校的目标也更容易达成一致，期望型角色冲突的水平也更低。

与研究假设相反，组织环境层面的参与决策对临床教师的期望型角色冲突有显著正向影响，即参与决策越多，临床教师的期望型角色冲突水平就越高。关于参与决策与角色冲突水平之间关系的研究表明，参与决策是角色冲突水平的一个重要预测变量，但具体如何影响，不同研究有不同的结果。本研究的结果和塞缪尔·巴哈拉赫对护士群体的研究一致，护士参与政策制定越多，其角色冲突水平就越高，这可能与护士把参与决策当成一种职责，进而忽视了原本作为患者照顾者的首要职责有关。杨国枢、陆洛在《中国人的自我：心理学的分析》一书中，将中国人对工作中自主性的态度与西方人进行对比后发现，与西方的价值体系一直强调个人对环境的掌握和自我潜能的实现相比，传统中国人更安于顺应、服从，强调与环境和他人的和谐，因而倾向于将工作中的自主性诠释为工作负荷及工作压力的来源。③ 本研究通过质性访谈也发现，参与决策的程度越高，越容易感知到教学理想与临床现实的差距。

① KRISTOF A L. Person – organization fit：an integrative review of its conceptualizations，measurement，and implications ［J］. Personnel psychology，1996，49 （1）：1 – 49.

② 章璐璐，杨付. 人—组织匹配如何抑制工作疏离感：角色冲突与传统性的作用 ［J］. 经济科学，2015 （4）：107 – 115.

③ 杨国枢，陆洛. 中国人的自我：心理学的分析 ［M］. 重庆：重庆大学出版社，2009：91.

培训感知直接影响临床教师的适应型角色冲突，即临床教师对组织针对教师的教学培训感知越好，适应型角色冲突的水平就越低。已有研究也证实了这一结果，例如，对新手护理教师的指导可以缓和临床护理工作者向护理教育者转变中的紧张，可以通过提供指导、促进社会化和护理教师的角色发展提高教师的保留率。[①] 莫里森等通过对接受教学培训的 12 名住院医师的深度访谈，探讨他们对临床教师教学角色的认识，并与 12 名对照组住院医师进行比较，发现参加过教学培训的住院医师表达了更高的教学热情、更多采用以学习者为中心和移情的方法、对教学原则和技巧有更丰富的理解。[②] 本研究也发现临床教师对培训的感知和体验越好，培训中学到的知识和技能被运用在教学中，内化为临床教师的职业素养，提升其教学水平的可能性就越大，尤其是在目前高等医学教育改革逐步纵深发展的背景下，临床教师尽管在医学领域拥有深厚的专业理论与丰富的临床经验，但在教学方面，他们并没有接受过系统的专业训练。因此，临床教师接受教学培训，尤其是他们感知较好的教学培训，能有效地帮助他们降低在角色适应方面遇到的冲突。

2. 组织环境因素对角色冲突的影响较弱

尽管组织环境因素对临床教师的角色冲突有着直接或间接的影响，但从路径系数看，组织对个人角色冲突的直接影响偏弱，甚至有与研究假设相反的结果。那么，为什么临床教师所在的组织对其角色冲突的影响作用较弱？由于组织特性以及组织中人的行为会受到社会和文化因素的影响，越来越多的学者意识到，已有研究在其他社会背景下并不一定具有普遍的适用性。[③] 同样，分析身处中国医学院校和临床医院中临床教师的角色冲突，我们需要结合中国文化背景下的医院组织和医学教育的特点。

首先，通过了解医院组织的特点和学校组织的特点，理解教学工作在医院整体工作中的地位。医学教育与医疗卫生服务从来都是一个连续的统一体，医学教育是人才培养，医疗卫生服务是人才使用，使用当中还有培养，紧紧融合成一个系统。没有任何一个学科像医学这样：理论与实践、培养过程与服务过程结合得如此紧密、不可分割。而高等医学院校与附属医院正是

---

① SPECHT J A. Mentoring relationships and the levels of role conflict and role ambiguity experienced by novice nursing faculty ［J］. Journal of professional nursing, 2013, 29 (5)：25 – 31.

② MORRISON E H, SHAPIRO J F, HARTHILL M. Resident doctors' understanding of their roles as clinical teachers ［J］. Medical education, 2005, 39 (2)：137 – 144.

③ 张志学. 组织心理学研究的情境化及多层次理论 ［J］. 心理学报, 2010, 42 (1)：10 – 21.

承载这一系统的实体。[①] 但在现实中，医学教育的临床阶段教育存在学校和医院两个组织间关系是否理顺的尴尬。学校对临床教学并没有如一般大学对教学过程的掌控权，因为无论是场所还是教师都发生了转换。教学在医院的地位很难与教学是其本职工作的医学院校相提并论。从组织属性的角度，尽管大学附属医院建立初衷是以教学和科研为主、医疗为辅，但发展至今，这种主辅关系已经发生了根本性转变。正如通过质性研究所发现的，附属医院最主要的功能已经演变成为大众提供医疗服务，当临床工作和教学工作有冲突的时候，医院势必是以临床工作为主，重视教学工作的前提是不能影响临床工作的正常开展。因此，医院的组织环境对于教学的重视和支持具有随机性和选择性的余地，而学校对临床教学过程的领导和管理权限则很有限。

其次，医院组织对临床教师的教学支持呈现出组织政策导向与个体现实困境之间的矛盾。重视教学的理念更多体现在逻辑和文本层面，但逻辑的演绎层面并没有落实到实践层面，实际"落地"的制度支持力度缺乏，正如青木昌彦曾指出的："成文法和政府法规如果没有人把它们当回事就不构成制度"。[②] 医院将冲突和矛盾下移至科室层面，而科室层面的领导也无法解决，最终还是将矛盾转嫁于临床教师个人。临床教师就处于医院、学校单独而又共存的场域中。临床教师的"教学行为个人化"逐渐演变成医院场域中的一种惯习，将医院本应具有的育人职责简化为由临床教师个人来承担。如此，在"你需要教学"和"你怎么这么多教学"的场域关系中达成了双方的共识和合作，即惯习与场域之间的一种双向模糊关系，并以此来解释所有的合理的与不合理的行为。[③] 这也反映了教学在医院工作中的尴尬地位，教学工作在实际工作中只能以"有或无"来体现其作用，而"好和坏"基本是一个无人问津的"要塞"，甚至极端情况下，教学成为一种晋升职称的手段或工具。随着医学教育的发展和改革，临床教师的教学压力越来越大，而理念与制度之间存在着"矛盾"与"脱节"，新的教育理念并没有形式化为相应的教育制度，制度改造与创新滞后于理念确立，致使教育实践缺乏制度跟进[④]，造成了理念导向与制度支持间的结构性失衡。正是因为来自临床教师

① 付丽，线福华，吕兆丰. 试论高等医学院校与附属医院之关系［J］. 医院院长论坛，2007（6）：33 –35.

② AOKI M. Toward a comparative institutional analysis［M］. Cambridge：MIT press，2001：13.

③ 李枝秀，余雯婧. 场域理论视角下高校应用学科专业教师角色的冲突及重构［J］. 教育理论与实践，2017，37（9）：33 –35.

④ 周兴国，辛治洋. 论教育改革的制度阻力［J］. 教育研究与评论（小学教育教学），2009（7）：79.

所在医院对其的支持并没有改变根本性的矛盾，这些措施并不能缓解临床教师所面临的根本性的冲突。

最后，中国组织中员工的传统性和权力距离的特点减弱了组织支持对角色冲突的影响。传统性是以中国传统文化价值观为基础的本土构念，主要用来测量中国传统文化对个人的影响，进而评价个人的认知与行为模式。杨国枢等人认为传统性主要包括尊重长辈、男权主义、遵从权威、安分守成、宿命自保，其中遵从权威是传统性的核心内涵。[①] 传统性被视为管理研究领域的重要边界条件，很多研究表明，传统性在组织情境特征和员工态度行为表现之间起到重要的中介作用或调节作用。王宇清等人通过研究传统性在程序和互动不公正感—消极情绪—员工偏离行为关系中的调节机制发现，对于高传统性的员工来说，他们对权威者的行为和态度是由社会角色关系预先设定形成的，即便不满于组织（或上级）在程序或互动环节的公正性，他们仍恪守自己作为下卑者的义务并无条件服从上位者的要求。[②] 另外，樊景立等研究者认为，当人们之间的社会及权力距离较小时，他们基于制约彼此之间关系的条款、规则和期望进行协商和谈判，建立起个人化的关系。然而，对于那些具有高权力距离倾向的中国员工而言，他们倾向于顺从、尊重和忠于权威或上级，并认为这是应尽的义务。[③] 他们通过研究最终发现，权力距离和传统性改变了感知到的组织支持与工作结果之间的关系，也就是说，相对于高权力距离的个体，在权力距离得分较低的个体中，组织支持对工作结果的影响更强；相对于高传统性的群体，在低传统性的个体中，组织支持对工作结果的影响更强。[④] 儒家文化传统在中国有非常重要的影响。中国人比西方人更加推崇集体主义，集体主义的文化强调"我们"的认同[⑤]，中国人更加

①　章璐璐，杨付. 人—组织匹配如何抑制工作疏离感：角色冲突与传统性的作用 [J]. 经济科学，2015（4）：107－115.

②　王宇清，龙立荣，周浩. 消极情绪在程序和互动不公正感与员工偏离行为间的中介作用：传统性的调节机制 [J]. 心理学报，2012，44（12）：1663－1676.

③　张志学. 组织心理学研究的情境化及多层次理论 [J]. 心理学报，2010，42（1）：10－21.

④　FARH J，HACKETT R D，LIANG J. Individual-level cultural values as moderators of perceived organizational support－employee outcome relationships in China：comparing the effects of power distance and traditionality [J]. Academy of management journal，2007，50（3）：715－729.

⑤　CHIU D K W，MAN J S W，THAYER J. Effects of role conflicts and role satisfactions on stress of three professions in Hongkong：a path analysis approach [J]. Journal of managerial psychology，1998，13（5－6）：318－333.

倾向于高传统性和高权力距离。而高传统性的员工面临角色冲突情境时，一方面，表现出对冲突的忍耐，以顾全大局；另一方面，在内心会因角色冲突产生与工作疏远的状态。① 以上理论观点可以部分解释在中国文化传统与医疗情境下的医院、学校组织中，组织支持对于缓解临床教师面临的角色冲突水平所产生的作用较弱。

（二）人际互动因素对角色冲突的负向影响

1. 社会支持对角色冲突的直接影响作用

本研究结果显示在人际互动层面，社会支持影响了临床教师的角色冲突。具体表现在，领导支持的程度越高，临床教师感知到的期望型角色冲突水平就越低；同事支持的程度越高，临床教师感知到的期望型和适应型角色冲突水平就越低。另外，在质性研究中，领导支持的作用更加明显和突出。

关于社会支持在组织压力和冲突管理领域中的研究很多，社会支持作为一个缓冲器，可能是作用于角色压力的最著名的情境变量。社会支持能够缓冲角色压力对冲突的影响，是因为社会支持不仅能降低员工感知到的角色压力，还可以帮助员工获得处理工作事务的资源和能力，从而更为有效地应对压力、避免冲突。② 领导支持和同事支持是临床教师在工作领域中最重要的两种支持来源，两者所发挥的缓冲作用是不同的。领导支持可以缓解工作需求对角色压力的影响，因为领导的赞赏和支持可以帮助个体应对工作需求、提升表现；来自于同事的工具性支持可以帮助个体及时完成工作任务，减轻工作负担对压力的影响。③ 一项关于社会支持在工作压力形成中所起作用的元分析表明，社会支持对压力源—紧张关系有三方面的作用：社会支持减轻体验到的紧张，社会支持缓和感知到的压力源，社会支持调节了压力源—紧张关系。④ 巴里·巴宾（Barry J. Babin）和詹姆斯·博尔斯（James S. Boles）的研究表明，员工感受到同事的卷入和领导的支持可以降低工作压力、提高

① 章璐璐，杨付. 人—组织匹配如何抑制工作疏离感：角色冲突与传统性的作用 [J]. 经济科学，2015（4）：107–115.

② GRANT-VALLONE E J, ENSHER E A. An examination of work and personal life conflict, organizational support, and employee health among international expatriates [J]. International journal of intercultural relations, 2001, 25（3）：261–278.

③ BAKKER A B, DEMEROUTI E. The job demands–resources model: state of the art [J]. Journal of managerial psychology, 2007, 22（3）：309–328.

④ VISWESVARAN C, SANCHEZ J I, FISHER J. The role of social support in the process of work stress: a meta-analysis [J]. Journal of vocational behavior, 1999, 54（2）：314–334.

工作满意度。① 有研究提出在创建新企业的早期阶段，创业者会经历角色分离、角色调整与新角色生成等角色转型过程。研究发现社会支持有助于缓解新生创业者在角色转型中遭遇的身份模糊感，社会支持发源于广义的社会民众，良好的创业氛围和生态系统不仅起到培育和支持创业活动的作用，还有助于创业者们缓解创业与家庭事务之间的紧张，创造和谐社会的微观基础。②

不同人群依赖与获益的社会支持来源和程度是不同的，在这其中起关键作用的社会支持来源也会有所区别。③ 那么，谁是临床教师群体社会支持中的焦点人物？本研究发现，在临床教师的社会支持体系中，领导支持对其角色冲突产生了非常关键的作用。量化研究发现，在人际互动中，领导支持的程度越高，临床教师感知到的期望型角色冲突水平就越低；除了对角色冲突的直接作用外，领导支持还通过教师信念间接影响临床教师感知到的角色冲突。在质性研究中，领导支持的作用更加明显和突出。领导支持对个体的工作压力的作用在很多研究中也得到了证实。领导支持在不同的工作情境中可以缓解职业压力带来的负面结果。④ 艾米·安塔尼（Amy K. Antani）通过研究发现，来自领导在工作领域的支持，可以降低员工感受到的工作对家庭生活的冲突。⑤ 丽莎·西尔莫（Lisa L. Schirmer）和弗雷德里克·洛佩斯（Frederick G. Lopez）的调查结果显示，感知到来自领导的支持显著降低了心理紧张水平。⑥

领导是个体在组织中接触到的最重要人物，是体现组织规范和组织文化的重要来源。在组织中，权威作为角色互动中权力运作的形式，是领导行使

---

① BABIN B J, BOLES J S. The effects of perceived co-worker involvement and supervisor support on service provider role stress, performance and job satisfaction [J]. Journal of retailing, 1996, 72 (1): 57 – 75.

② 田莉，张玉利. 创业者的工作家庭冲突：基于角色转型的视角 [J]. 管理科学学报, 2018, 21 (5): 90 – 110.

③ PROCIDANO M E, HELLER K. Measures of perceived social support from friends and from family: three validation studies [J]. American journal of community psychology, 1983, 11 (1): 1 – 24.

④ BROUGH P, PEARS J. Evaluating the influence of the type of social support on job satisfaction and work related psychological well-being [J]. International journal of organisational behavior, 2004, 8 (2): 472 – 485.

⑤ ANTANI A K. The role of social support and work – family conflict on turnover intentions [D]. Chicago: Illinois Institute of Technology, 2007: 68.

⑥ SCHIRMER L L, LOPEZ F G. Probing the social support and work strain relationship among adult workers: contributions of adult attachment orientations [J]. Journal of vocational behavior, 2001, 59 (1): 17 – 33.

组织权力的象征，领导通过权威对下属实行"合法性的统治"。领导对下属的权威大多是一种合法权威关系，合法权威是一种权力关系，其中掌权者拥有公认的发布命令权利，而权力对象有公认的服从义务，更大的社会规范支持甚至规定了合法权威，因此，合法性权威往往通过人们的角色规范内化而表现出比其他类型权威更高的效率。① 合法权威的命令有两个特点：一是权威对象感到应该服从，即使他可能不喜欢或不同意某一特定命令；二是他知道如果不服从就会招致非难。② 杨国枢在《中国人的社会取向：社会互动的观点》一文中写道，至少在传统社会中，中国人在日常生活中的适应方式，是偏向社会取向的类型。中国人之社会取向的重要次级运作特征是权威取向的。③ 人们在互动的过程中，如何诠释彼此之间的言行以及在诠释基础上有怎样的行为方式是关键的。因此，若领导在运作其合法权威的过程中，表现出对于下属工作领域中正常权利的维护，并表示鼓励和支持，下属会接收到这一重要信息，并做出相应反应。④ 科室领导或直接领导对临床教师的支持，有实际性支持，如在时间上的安排；也有情感性支持，即对于临床教师的教师身份的认可和尊重，对临床教师因为需要履行教师义务，从临床工作中抽身或离开临床工作场所的理解和接纳、鼓励和支持。

另外，本研究的质性研究访谈部分发现，在实际工作中，领导的情感性支持发挥了主要作用，而人力、时间、资源保障等实际性支持未能得到更多体现。这与一些关于研究领导支持的具体类型的研究结果有所不同，保拉·布拉夫（Paula Brough）和朱迪·皮尔斯（Judi Pears）调查发现，相较于情感性支持，来自领导的实际性支持对员工工作满意度的积极影响更显著。⑤这可能与临床教师的临床教学工作分属于不同的部门管理相关。一方面，临床教师在临床工作的直接领导主要是临床工作方面的领导，而教学工作是由临床医院的教学管理部门授权于科室领导进行间接管理，科室领导对教学的态度决定了他对于临床教师参与教学工作的态度。因此，领导支持对临床教师的积极影响主要是通过尊重、情感等方式对临床教师的教学工作表示支

---

①② 秦启文，周永康. 角色学导论［M］. 北京：中国社会科学出版社，2011：346.

③ 杨宜音. 中国社会心理学评论：第一辑［M］. 北京：社会科学文献出版社，2005：25.

④ 华莱士，沃尔夫. 当代社会学理论：对古典理论的拓展［M］. 6 版. 刘少杰，等译. 北京：中国人民大学出版社，2008：193.

⑤ BROUGH P，PEARS J. Evaluating the influence of the type of social support on job satisfaction and work related psychological well-being［J］. International journal of organisational behavior，2004，8（2）：472－485.

持。另一方面，部分临床教师的教学"学术共同体"并不在本科室，或者在围绕教学而形成的教研室，或者并没有形成，因此，科室领导没有较多途径对临床教师提供关于教学的实际性支持。

2. 工作反馈对临床教师角色冲突的负向影响

通过研究发现，工作反馈直接影响临床教师的适应型角色冲突，即临床教师得到来自学生、同事、科室领导、教学管理者等关于教学的工作反馈越多，适应型角色冲突水平反而越高。一般认为，对员工完成任务的情况提供反馈可以减少员工感知到的角色模糊，更好地应对角色冲突。但也有学者提出相反观点，如在销售领域，顾客抱怨等消极反馈是员工角色压力的一个来源，因为顾客抱怨意味着员工没有满足顾客的期望，而员工的实际行为反映的是组织或领导对员工的期望，因此员工感受到来自顾客和来自组织的两种不同角色期望，从而产生角色冲突。① 另外，归因理论认为，顾客会将服务质量差归因于员工，而员工很少将顾客不满意的原因归因于自身，而认为是外界因素所致。这种归因不一致会使员工拒绝接受顾客抱怨，而将这种愤怒转向顾客，从而降低对组织的承诺。② 可以看出，文献中关于工作反馈对角色冲突的影响，更多是从角色期望的角度去理解冲突的产生。根据对临床教师的质性访谈发现，一方面，关于教学的反馈较少，并且以非正规途径的正向反馈为主，通过规范的学生评教等教学评价方式的教学反馈少之又少；另一方面，基于反馈后的教学支持系统或跟进提升服务的缺位，导致工作反馈对临床教师角色适应的应有作用远未得到发挥。因此，造成工作反馈越多，临床教师反而对胜任教师角色要求"无所适从"，适应型冲突的水平有增无减。

（三）教师信念发挥中介作用负向影响角色冲突

1. 教师信念对角色冲突的直接影响作用

本研究发现，临床教师的教师信念越强，其感知的角色冲突水平就越低；教师信念越弱，其感知的角色冲突水平就越高。也就是说，临床教师对其教师身份和责任义务的信念越强，其感知的角色冲突水平就越低，反之亦然。质性访谈也发现，临床教师越认同自身的教师角色，越认为教学是"分

---

① BELL S J. Coping with customer complaints [J]. Journal of service research, 2006, 8 (3): 221－233.

② GROTH M, GUTEK B A, DOUMA B. Effects of service mechanisms and modes on customers' attributions about service delivery [J]. Journal of quality management, 2001, 6 (2): 331－348.

内之事"，越倾向于采取主动性的策略，兼顾临床工作和教学工作，提升教师角色的适应能力。

根据教师信念内涵的理解，认同是信念的首要基础和重要部分。临床教师群体是一个非常典型的处于多重角色情境的群体，当个体需要同时扮演两个或两个以上的角色时，来自不同角色的社会期待和规范将其置于一种冲突的情境，冲突就会引发选择，或接受或逃避，这种选择在很大程度上基于个体对这些角色重要性的排序。谢尔登·斯特赖克（Sheldon Stryker）认为，由于个人有多种角色身份，个人会按照其重要性等级对不同的角色身份进行建构或组织。因此，和其他角色相比，某一个角色的显著性越高，个体的角色扮演就越会采取与这个角色期望相符合的行为。即个人对某一个角色的认同度越高，人们在相应情境中就越可能扮演该角色，花费的时间也会越多。[①]当认同在显著性等级中是高的，个体会倾向于将维持这些认同的情境当作机遇，并在角色从中凸显这种认同，而且也会积极地搜寻使他们能运用这一认同的条件。从而，等级高的认同和情境预期之间的调试和一致性就会增加。[②]当个体承担两种以上的角色时，认同的显著性会影响和决定个体对某个角色的投入。而认同的显著性来自于：个体获得他人支持的程度、对这种身份保证或承诺的程度；从角色身份中所获得的内在或外在的奖赏。[③] 其中，对该角色身份的承诺也是影响角色认同显著性的重要内在因素。

显然，在特殊的医学教育领域中，每一位临床教师首先或者说最主要的角色必然是医护人员的角色，因为这是其履行临床教师角色的前提，临床教师中的"临床"是"教师"的基础。当临床教师尚无法完全自信地建立起教师身份时，可能会持续经历内心的身份模糊感，这种模糊感在责任与能力难以平衡时通常会达到顶峰，这也是引发角色冲突的一个独特压力源。随着教师身份逐步建立，教师信念增强，临床教师的角色模糊感也会随之降低，临床教师能够更好地分配时间处理临床和教学事务，进而缓解临床与教学之间的紧张感。在相同的互动情境下，教师信念越高的教师，对自身教师角色的身份建构就会越完整。对于他们来说，教师角色与医生或护士角色具有同等的重要性。因此，在某些应该凸显其教师角色的情境下，他们会理所当然地承担起教师职责，并适当地牺牲医护工作者角色，并将其视为一种正常的、自然的工作状态，角色冲突的内心体验也会随之降低。正如有学者认

① STRYKER S, BURKE P J. The past, present, and future of an identity theory [J]. Social psychology quarterly, 2000, 63 (4)：284－297.

② 秦启文，周永康. 角色学导论 [M]. 北京：中国社会科学出版社，2011：20.

③ 秦启文，周永康. 角色学导论 [M]. 北京：中国社会科学出版社，2011：19.

为，对于教师角色的重要程度以及意义价值持积极认知和评价的教师，在面对可能的角色冲突时，可能会更果断地在多种角色之间进行取舍或均衡，经历到的角色冲突也会更小。①

2. 教师信念的中介作用

本研究还发现，临床教师的教师信念受到来自所在组织的环境影响，表现为组织越重视教学，包括制度、评价、培训等，临床教师的教师信念就越强。关于组织文化对教师信念的作用，研究者一般赞同信念是通过文化适应和个体建构而形成的，即个体在生活中通过观察、参与、模仿等方式同化个人世界中的各种文化因素。② 社会角色的概念预示人类的社会行为不是单个个体的本能反应，而是每一个处于不同的社会地位和社会关系中的人，依据社会规范及因规范而形成的社会期望，借助自己的主观能力适应社会环境而形成的一整套行为模式。③ 临床教师如何看待自己作为教师的角色，并且是否愿意做出与此角色的社会期待和规范相符合的行为，也是其个体在不断与他人、与组织的互动协商中建构起来的。临床教师所在医院对教学的重视、支持和评价等，在临床教师建构教师角色和身份的过程中起到了重要作用，正所谓"耳濡目染、潜移默化"。医院传递出的教学文化氛围，抑或有着长期而优秀的教学传统，抑或对教学只存有工具主义的价值观，都会对临床教师如何看待自身作为教师的身份并做出相应行动产生影响。正如帕森斯将社会系统定义为，由彼此之间相互联系的众多个体行动者组成，社会系统中的行动者以实现"快乐的最大化"为行为取向，他们与所处的环境（包括其他行动者）之间存在紧密的联系。社会系统内部具有由文化建构并得到成员普遍认同的符号，这些符号对行动者的行为取向及其与环境之间的关系进行界定和协调。

人际互动除了对角色冲突具有直接作用外，也通过教师信念间接影响临床教师感知到的角色冲突。关于人际互动通过教师信念对角色冲突的间接影响，印证了角色理论中，特别是过程角色理论对互动过程在角色形成中关键作用的强调。赫伯特·布卢默（Herbert George Blumer）在他的著作《符号互动论：观点和方法》中，详细阐述了社会互动对个体行为的影响。布卢默认为，符号互动论不仅郑重地承认社会互动的存在，还认为社会互动本身就

---

① 赵飞，龚少英，郑程，等. 中学教师择业动机、职业认同和职业倦怠的关系 [J]. 中国临床心理学杂志，2011，19（1）：119 – 122.

② 谢翌. 教师信念：学校教育中的"幽灵"——一所普通中学的个案研究 [D]. 长春：东北师范大学，2006：47.

③ 童星. 现代社会学理论新编 [M]. 南京：南京大学出版社，2003：75.

具有至关重要的意义。在互动过程中，人们必须互相考虑对方正在做什么或者将要做什么，他们不得不根据他们所考虑的东西指导他们自己的行为或者对待他们的情境。因此，其他人的活动便作为积极因素进入了他们自己的行为的形成过程，一个人必须以某种方式使他自己的活动适合其他人的行动。

拉尔夫·特纳认为，人们在彼此互动的过程中，更多的不是以是否服从社会结构中的规范和地位作为评价行为的标准，而是更注重其行为的一致性。个体总是在解释他人所发出的新的暗示，不断评价这些暗示是否和以前的一致，以及是否与其所归属的角色一致。如果是保持一致的，个体就会继续根据他人所归属的角色来调整自己的反应，但如果出现不一致的暗示，个体就会修改对他人角色的确认及对自身角色的认同。验证和校正的过程是通过内部和外部标准来获得的。经常使用的内部标准是个体确认角色并与之进行互动，外部标准则依具体情况而呈现多样化的特点，一般情况下，包括权威人物、相关群体或者一般认同标准对角色的评价。① 社会支持作为人际互动中的重要部分，关于其对教师信念的作用，有研究者认为与"重要他人"的交往和对话是教师改变和修正已有认同的诱发力量，来自"重要他人"的支持是修正其信念、态度和假设的重要途径。② 教师信念强调的是主体性及主体间性的建构，本研究中的领导、同事作为权威人物和重要他人，在与临床教师的互动中，其对临床教师的支持表现出对该群体应当承担的社会规范和要求的暗示，这种暗示作为一种有力的外界标准影响了临床教师构建自身对教师角色的信念。

（四）工作负担发挥中介作用正向影响角色冲突

本研究中，工作负担对三种类型的角色冲突都有影响，即工作负担越重，临床教师面临的期望型、超载型、适应型角色冲突水平就越高。另外，工作负担还是组织环境因素影响角色冲突的中介变量。可以看出，工作负担对临床教师角色冲突的影响非常显著，这与很多研究的结论一致。赛德·古比兹等基于组织支持理论和社会交换理论，探讨组织支持对工作和家庭冲突的影响，以及工作负荷过重在其中的调节作用。③ 工作负担除了是对角色冲

---

① 秦启文，周永康. 角色学导论 [M]. 北京：中国社会科学出版社，2011：13.

② 周成海. 导正教师认同：教师教育的重要使命 [J]. 中国教育学刊，2007 (11)：68－73.

③ GÜRBÜZ S, TURUNC O, CELIK M. The impact of perceived organizational support on work－family conflict：Does role overload have a mediating role? [J]. Economic and industrial democracy，2013，34（1）：145－160.

突产生影响的直接因素外，还是组织环境因素影响角色冲突的中介变量，这也说明了工作负担是医学院校临床教师群体面临的一个非常重要的问题。

工作负荷过重可以导致工作压力，即一种不愉快的负性情绪或角色间冲突。凯莎·洛夫（Keisha M. Love）等调查发现，工作负荷过重和家庭负荷过重都会直接影响工作对家庭的冲突以及家庭对工作的冲突。斯科特·波维尔（Scott L. Boyar）等认为工作负荷过重的雇员会感知到家庭职责是实现工作目标的障碍，因此会产生家庭对工作的冲突。[①] 邦妮·亚当斯（Bonnie Adams）通过对女性管理者的半结构化访谈发现，女性管理者的社会化体验对于她们的职业选择有重要影响，包括父母影响和性别社会化，如对女性角色社会意义的理解。那些没有放弃对家庭和家人责任的女性管理者，因为"想要全部"，也会体验到更大的角色冲突。[②] 每一种身份的卷入，都会令其关注与角色相关的问题，沉重的工作负担加剧了女性管理者的角色冲突。工作负荷过重导致的缺乏时间是教师和管理者产生压力和倦怠的一个重要原因。[③] 罗尔夫·迪克（Rolf Dick）和乌尔里赫·瓦格纳（Ulrich Wagner）认为，压力是由于感知到缺乏时间而无法去完成额外的工作相关的职责引起的。凯瑟琳·亚伯拉罕森（Kathleen Abrahamson）通过对长期照护机构护士的调查发现，护士越感知到时间缺乏，面临的冲突就会越高。[④]

根据JD－R模型，在任何工作中，与工作压力相关的因素基本可以分为两大类：工作需求和工作资源。其中，工作需求是指工作的生理、心理、社会或组织因素，需要持续的生理或心理（认知或情感）努力和技能，因此导致特定的生理和心理代价[⑤]，如沉重的工作压力、角色负担过重、情感需求

① LOVE K M, TATMAN A W, CHAPMAN B P. Role stress, interrole conflict, and job satisfaction among university employees：the creation and test of a model［J］. Journal of employment counseling, 2010, 47（1）：30－37.

② ADAMS B. Role conflict－women managers［D］. Malibu：pepperdine University, 2000：81.

③ LINCOLN J T. Role conflict and coping strategies among K-12 public school teachers：perspectives and implications［D］. Jonesboro：Arkansas State University, 2009：17.

④ ABRAHAMSON K A. Role expectations, conflict, and burnout among nursing staff in the long term care setting［D］. West Lafayette：Purdue University, 2008：62.

⑤ BAKKER A B, DEMEROUTI E. The job demands－resources model：state of the art［J］. Journal of managerial psychology, 2007, 22（3）：309－328.

和糟糕的环境条件等①。尽管工作需求不都是负面的，但当应对这些需求需要高付出而没有合适的缓解时，就会转化为工作压力。② 工作负荷过重是工作需求中非常重要的一个方面，工作负荷过重要求个体付出更多的生理或心理方面的努力。田莉等的研究也指出，工作与家庭冲突产生的本质在于人们资源（如时间、注意力和精力）的有限性，满足一个角色的需求会剥夺满足另一个角色需求的资源。③ 在本研究中，临床教师的工作负担主要来自其承担的临床工作任务，当临床工作负荷过重时，临床教师必须增加付出的努力和技能，包括生理和心理各方面。如果这些因素导致工作需求的增加，而在工作资源方面又没有相应的支持或支持较少，两者处于失衡的状态，那么，其在教学工作中的投入时间和努力必然会受到影响，角色间的冲突便是不可避免的。

① BAKKER A B, DEMEROUTI E, VERBEKE W. Using the job demands – resources model to predict burnout and performance [J]. Human resource management, 2004, 43 (1): 83 – 104.

② MEIJMAN T F, MULDER G. Psychological aspects of work-load [M] // DRENTH P J D, THIERRY H, DE WOLFF C J. organizational psychology. Hove England: Psychology Press, 1998: 5 – 33.

③ 田莉，张玉利. 创业者的工作家庭冲突：基于角色转型的视角 [J]. 管理科学学报, 2018, 21 (5): 90 – 110.

第八章 医学院校缓解临床教师角色冲突与促进教师发展的对策建议

一、对策建议：如何缓解临床教师的角色冲突

随着角色冲突概念被提出后，角色冲突负面影响的研究迅速而累积地出现在人们的视野中。谢莉的研究发现，角色冲突降低了男性和女性的工作满意度及男性对婚姻的满意度，增加了女性心理、生理症状的出现。① 希米特·哈拉达（Himmet Karadal）等的研究发现角色冲突水平与工作满意度和组织承诺显著负相关，而这两项也是组织表现的重要标准。② 从认知资源的角度，长期暴露于一种特定的情境性压力源下，如角色冲突或角色模糊，个体必须运用更多努力去评估和使用合适的应对反应以使压力源的负性作用最小化，因此，个体有限的认知资源需求也会增加。而当个体投入更多的认知资源来应对压力源时，他们管理和运用执行工作职责和责任的必要行为的可用资源就会减少。③ 因此，当临床教师面对角色冲突时，原本有限的时间和精力会被进一步分散，从而影响正常的临床和教学工作，随之各种组织表现也会下降。

西蒙·泰迪（Simon T. Tidd）曾在其博士论文中写道，解决角色冲突的结构性方法依赖于环境能够改变或消除冲突来源，但因为工作过程或组织的

---

① SHELLEY C. Role overload, role conflict, and stress: addressing consequences of multiple role demands [J]. Social forces, 1989, 67 (4): 965.

② KARADAL H, AY U, CUHADAR M T. The effect of role conflict and role ambiguity on job satisfaction and organizational commitment: A study in the public and private sectors [J]. Journal of the American Academy of Business Cambridge, 2008, 13 (2): 176 – 181.

③ FRIED Y, BEN-DAVID H A, TIGES R B, et al. The interactive effect of role conflict and role ambiguity on job performance [J]. Journal of occupational and organizational psychology, 1998, 71 (1): 19 – 28.

结构形式等原因，这并不实际。① 因此，目标不是消除冲突，而是有效地管理冲突。② 如何帮助临床教师应对和缓解角色冲突是本章的主要内容。解决角色冲突的方式从根本上分为"内解决"和"外解决"两种，外解决是通过利用和发挥角色承担者以外的力量，解决个人角色承担中的冲突；内解决是角色承担者个人通过自身努力解决角色冲突。③ 本研究发现，影响临床教师角色冲突的因素分布在组织环境、人际环境和个体特征三个层面。因此，临床教师角色冲突管理的对策建议也将围绕以上三个层面中的影响因素，其中组织环境和人际环境属于外解决，个体层面属于内解决。

（一）制度执行的动力生成：校园融合，临床提升的取向

路易斯·庞蒂（Louis R. Pondy）认为，冲突可以看作是一个由很多阶段组成的动态过程。包括五个阶段：一是潜在冲突（条件）；二是觉察到冲突（认知）；三是感受冲突（情感）；四是显现冲突（行为）；五是冲突后果（条件）。冲突过程不是一个闭合系统，外部因素会影响特定的冲突情节。④ 临床教师对教师职业意义的获取建构在对生活体验的感受基础上，往往积极的体验与消极的体验指向的是两个截然相反的行动倾向。学校和医院是临床教师进行角色扮演的主要场域，是缓解临床教师角色冲突的重要外部因素。针对本研究中组织环境层面对临床教师角色冲突的影响，可以从以下四个方面，帮助临床教师应对可能的角色冲突。

1. 加强医院组织的教学制度建设

现代社会组织不仅在目标规范层面决定组织成员的行动方式，更在制度文化层面影响组织内部社会角色的交往模式。随着全球政治、经济、文化生活复杂性的增强，对制度内涵本质的认识由规则逐渐扩展到资本、观念，即以何种价值观来安排制度，如何体现一种社会资源分配的方式。本研究发现，在临床教学现实中经常出现的"虽有政策制度，但实施不了"的尴尬表明了一个潜在的逻辑被有意或无意地遵奉着——"教学并不那么重要"，也反映了学校及医院在制度建设、资源分配、价值观念等多方面的不兼容性及

① TIDD S T. Conflict style and coping with role conflict：an extension of the uncertainty model of work stress ［D］. Nashville：Vanderbilt University，2001：10.

② TIDD S T. Conflict style and coping with role conflict：an extension of the uncertainty model of work stress ［D］. Nashville：Vanderbilt University，2001：32.

③ 秦启文，周永康. 角色学导论［M］. 北京：中国社会科学出版社，2011：119.

④ PONDY L R. Organizational conflict：concepts and models ［J］. Administrative science quarterly，1967，12（2）：296 – 320.

其矛盾，教学并未在某些附属医院的建设中上升到一定的重要地位。而临床教师处于医院和学校两个场域的交汇点上，面临医院和学校的双重标准，只能将有限的精力与时间"分摊"于临床工作与教学事务上，造成"一身二用、一心二用"的局面。

政府、社会、学校、医院、学院等共同构成了临床教师发展的空间与场域，其中，各类制度要素、制度对象相互联系，共同构成大学教师建构知识、建构意义的场所。要想有效地实现预期制度目标，必须对场域中客观存在的多重制度逻辑进行有效管理和整合。制度逻辑不仅是一种制度性约束力量，更是一种制度性战略资源。① 其中，形成有效的组织架构很重要，众多医学院校的做法是由大学在附属医院设立临床医学院，实行"一套班子两块牌子"，由附属医院的院长、书记兼任临床医学院的院长、书记。临床医学院内部建立各学科相应的学系和教研室，并组建教学管理办公室。由此，在机构建制上理顺学校与医院在培养医学人才这一系统工程中的关系，遵循医学教育规律，保障医学教育的完整性。

高等教育制度不是政治制度或经济制度，不能从政治的或经济的逻辑来设计高等教育制度，而要从知识发展和育人的角度设计高等教育制度。如果没有与高等教育组织本质属性相符合的高等教育制度做支撑，就不会有真正的符合教育本来面目的高等教育实践活动。② 医院和大学组织特性的差异决定了其制度设计的内在逻辑必然是不同的，附属医院作为高等院校的重要教学基地，承担着医学教育的使命，不能完全以政治和经济的逻辑代替教育本身的逻辑。因此，在制度建设过程中，要从制度伦理视角分析政策及制度，即是否有利于调动主体的积极性、主动性、创造性，是否有利于人的个性解放，是否有利于培养和提高人的素质。③ 因为制度本身就蕴含着一种"价值预设"，这在其设计和运行中都可以得到体现。

对于社会系统，制度化了的角色整合可以影响整个结构，可以说制度是这些角色整合的复合体。制度被视为社会结构中比角色层次更高的秩序单元，是由许多相互依赖的角色模式或角色模式的组成部分构成的复合体。④

---

① 姜超. 大学教师发展制度创新的主体关系与路径突破［J］. 全球教育展望，2018，47（11）：72－86.

② 邬大光. 制度之善：高等教育制度的伦理追求——为朱平《高等教育制度伦理研究》一书而作［J］. 清华大学教育研究，2012，33（1）：121－124.

③ 张烨. 教育政策分析的制度伦理视角［J］. 清华大学教育研究，2005，26（1）：34－39.

④ 米尔斯. 社会学的想象力［M］. 陈强，张永强，译. 北京：生活·读书·新知三联书店，2016：32.

在现实环境下，如何通过长久的制度力量去支撑临床教师的教学情感和强化临床教师的角色整合？玛丽·西布鲁克（Mary Seabrook）曾调查了英国一所医学院的临床教师，教师感到他们的角色不被支持，远离或脱离医学院校，他们面临的主要问题是不被理解和承认，他们强烈感受到缺乏对临床教学的认可和奖励。① 同样，苏珊·斯塔尔（Susan Starr）通过研究发现尽管教师对"获得教学奖励"感兴趣，但奖励并不一定是金钱补偿。对于教师来说，他们的努力能得到医学院的承认，特别是获得教师发展的机会，就是对他们教学的奖励和认同。② 这些研究结果正如本研究所发现的，临床教师渴望从制度层面保障基本的教学权利、认可教学付出，这也是对临床教师的教师身份和参与教学的尊重。

因此，需要突破现有制度设计的局限性，从临床教师教学工作的学术属性出发，从角色标准、柔性管理、评价保障等角度完善临床教学制度。首先，学校和医院要在制度上明确临床教师详细的准入标准，体现教学学术的权威性；完善临床教师的职前和职后培训制度，保证教学学术的规范性。职前培训主要包括岗位胜任培训和系统专项培训，职后培训涵盖医学教育改革与发展的前沿培训。其次，在政策实施上实行柔性管理以保障教学，特别是中间管理层在落实教学的过程中，要有相关配套措施应对临床的突发情况，最大限度避免对教学工作的影响，保证临床教师基本的教学权利。最后，在临床教师的考核评价和晋升机制中，实施规范化、多维度评价体系，制定和完善教学激励制度。依托于医院的临床教育具有其独特的文化，临床教师也呈现出不同的学术生存样态与学术思维方式。通过不同主体、不同类型、不同时期等多维度评价体系的制定，促进教师获得职业归属感与幸福感，真正实现自我角色的重新建构。③ 增加教学指标的权重，通过制度建设激励临床教师投身教学，对在教学上付出更多努力、取得更大成绩的临床教师给予不同形式的认可与奖励。在学术资源分配、学术贡献评价、学术薪酬激励、专业技术职务晋升、人才工程选拔等方面避免分立评价，承认教学工作的学术价值。④

① SPENCER J. The clinical teaching context: a cause for concern [J]. Medical education, 2010, 37 (3): 182 – 183.

② STARR S, FERGUSON W J, HALEY H L, et al. Community preceptors \\ U27 views of their identities as teachers [J]. Academic medicine, 2003, 78 (8): 820 – 825.

③ 李枝秀，余雯婧. 场域理论视角下高校应用学科专业教师角色的冲突及重构 [J]. 教育理论与实践, 2017, 37 (9): 33 – 35.

④ 颜建勇，黄珊. 大学教师教学学术与学科学术发展的逻辑一致性研究 [J]. 现代大学教育, 2018 (4): 10 – 15.

2. 提升临床教师的角色认同和教师信念

期望型角色冲突的表面现象折射出员工和组织价值观是否匹配的深层缘由。当员工的价值观与组织价值观相匹配时，组织更可能实现员工的期望进而满足员工的心理需求，使员工产生较高的工作满意度、工作绩效与情感性组织承诺。[①] 当一个人进入组织且认同其目标和价值观，并能调适得当时，可以说是将角色扮演成功。[②] 同样，学校层面、医院层面、院系层面以及教学者个体层面规范和价值观的融合非常重要。大部分临床教师都是首先以医务人员的身份进入医院工作，然后才承担教学工作，有的教师可能很快就认同了自身的教师身份，而有的甚至多年仍未将自己看成是真正的医学教师。从本研究的量化研究结果看，教师信念是影响临床教师角色冲突的重要因素之一，教师信念越强，感知到的角色冲突水平越低；从质性资料寻根，临床教师入职前培训的数量缺失及教师资格认定的门槛偏低，也是部分临床教师内心深处缺乏自我主动认同的主要原因之一。

教学发展不仅要关注教师课堂教学理念和个人知识的发展，而且要关注教师的角色意识形成，从而减少教师在教学活动中的角色冲突。[③] 学校和医院在遴选和培训临床教师的过程中，首先，应适当提高临床教师的入职标准，制定合理、规范的准入制度，除了目前规定的高校教师资格考试等应试考试以外，增设规定的受培训经历、教学研究课题或论文等指标并择优录取择，使得成为临床教师必须付出相当努力才能实现。选择愿意投身教学成为教师、具有基本教师职业素养的医护人员，作为临床教师的人才储备库。有台湾学者构建了台湾地区临床教师核心能力指标，框架包括四个维度：专业技术、教学能力、态度和人格特质、信念和价值观。研究者通过层次分析法在各指标间进行两两比较，发现来自"态度和个人特征"和"信念和价值观"维度的指标被认为比专业知识和教学能力等更重要。[④] 其次，加强入职前培训，在培训中重点加入教师职业道德的内容，提升教师的个人修养，使

---

① GREGURAS G J, DIEFENDORFF J M. Different fits satisfy different needs：linking person–environment fit to employee commitment and performance using self-determination theory [J]. Journal of applied psychology, 2009, 94 (2)：465–477.

② 李经远, 李栋荣. 矩阵式组织结构下角色冲突、组织承诺、离职意愿关联性研究：以工业技术研究院员工为例 [J]. 中华管理学报, 2003, 4 (1)：21–44.

③ 焦炜, 赵宗孝. 新课改背景下课堂教学中教师角色冲突透视 [J]. 当代教育与文化, 2009, 1 (3)：86–91.

④ LI A T, LIN J W. Constructing core competency indicators for clinical teachers in Taiwan：a qualitative analysis and an analytic hierarchy process [J]. BMC medical education, 2014, 14 (1)：75.

临床教师感受到不仅是在参与教学工作，而且是在从事教师职业。随着中国社会的发展与转型，医学教育更需要传承发扬老一辈的医学大家和教育家们的优良传统，鼓励年轻的临床教师们潜心钻研教学、培养医学人才。最后，建立能体现教学学术水平的平台，如讲课竞赛、课题评选、教学学术交流等，为临床教师提供施展教学才华的机会，增强职业荣誉感和成就感。影响教师认同形成最为关键的两个因素是社会互动和个体反思①，通过各种平台建设，营造重视教学、投入教学的氛围，为临床教师提升教师信念提供持续动源。

3. 促进临床教师的教学发展和教学学术提升

欧内斯特·博耶（Ernest L. Boyer）的学术观赋予了"教学的学术"与其他学术以同等地位，使"教学的学术"在大学学术生态领域中拥有了一席之地。随着对医学教育质量诉求的日益增加、医学教育国际标准的建立、医学教育教学理念的转变、教学方法与技术的更新，医学教育对教师的要求也越来越精准规范、深入细致。因此，临床教师应具备更专业的教学学术能力。临床教师在入职前大多没有接受过系统的教师培训，主要依靠以往学习经历中的经验积累。而大学教师的培养正从基于个人体悟与自省的经验发展模式，向基于理性训练与培育的专业发展模式转型。② 学校应帮助教师将专业学术和科研潜质转化为教育教学和培养人才的能力。本研究的结论也表明了对培训经历的感知与临床教师适应型角色冲突的直接相关性。目前，我国医学院校的教师教学发展需求迅速增长，但是很多学校还未真正建立起符合本校教师发展特点的组织机构。医学院校临床教师教学发展政策的规范性缺失，一直以来也客观存在。可喜的是，这一现象近两年有所改观，这在很大程度上得益于住院医师规范化培训基地的建立与发展等。因此，学校和医院要重视临床教师教学发展问题，加强临床教师教学发展的总体规划与政策设计，擘画基于学术高度的临床教师教学发展理念，架构基于能力提升的教师教学发展体制，建立基于协同合作的临床教师教学发展机制；关注教学能力的切实指导和具体培训，建立适合临床教师工作内容、时间和空间特点的教学发展支持系统；针对不同发展阶段的临床教师，采取不同层次的教学发展策略与模式。针对临床教师教学发展的具体措施，将在"对策建议：促进临床教师发展"内容中详细论述。

---

① 周成海. 导正教师认同：教师教育的重要使命［J］. 中国教育学刊，2007（11）：68-73.

② 别敦荣，李家新. 大学教师教学发展中心的性质与功能［J］. 复旦教育论坛，2014，12（4）：41-47.

4. 保障临床教师正常的教学投入

相较于其他普通高等学校的大学教师，临床教师除了教学与科研工作外，还肩负着临床医疗护理工作，即医教研三项职能，因此，临床教师工作负荷过重的状况非常普遍，正如接受本研究访谈的大部分临床教师所言，他们都是在"超负荷运转"，其临床本职工作并没有因为教学而有丝毫减少，而且往往是在临床工作中表现越突出的医务人员越会被吸收到临床教师队伍中。这主要是因为自身业务水平的精湛、对医学教育事业的责任心及对自我不断提升的要求，促使他们更愿意投身教学，因此，他们的工作负担往往比没有承担教学任务的医务人员要大。临床教师的工作负担，尤其是在时间和精力上的冲突，一直都是附属医院"难以言说"的痛，甚至是一种常态，这种现象要引起各级部门的关注。在保障临床教师正常的教学投入方面，首先，学校和医院应正确看待临床教师在教学工作中的付出，将教学工作量等同于临床工作量，对承担较多教学工作的临床教师，在临床工作安排中考虑其教学所需的时间和精力，在同等程度上减轻临床工作量，或者以教学休假的形式，如备课假、教学年假等，保障临床教师能抽出时间潜心准备和参与教学。其次，学校或医院应建立教学备用方案或应急预案，在临床教师面临教学与其他工作存在时间冲突时，能发挥组织应有的"协调"作用，对临床教师因教学而产生的冲突问题进行有效解决。

（二）中间管理的有效衔接：资源配套，互利共赢的保障

在社会支持理论和JD－R模型中，社会支持是缓解个体角色冲突和工作压力的重要来源，包括领导支持和同事支持。杜克认为，临床教师是"看不见"的教师群体。一方面，临床教学的实施对教师的要求更高，教师的压力也更大；另一方面，临床教学不被重视，临床教师的价值并未得到体现，表现出色的临床教师应该得到奖励，不仅仅在晋升上得到嘉奖，还必须被同事和管理者认可。[①] 本研究的结论也支持了这一观点，尤其是领导支持对临床教师角色冲突的影响作用。从应然的理论逻辑和实然的现实需求来看，在帮助临床教师缓解角色冲突方面，领导支持和同事支持的积极作用都应该得到进一步发挥。

---

① DUKE M. Clinical evaluation – difficulties experienced by sessional clinical teachers of nursing: a qualitative study [J]. Journal of advanced nursing, 2006, 23 (2): 408 – 414.

1. 领导认可并支持临床教师的教学工作

工作领域内的社会支持聚焦于合作性地解决问题、分享信息、重新评估状况和获得建议，包括实际性支持和情感性支持。① 因此，领导支持可以围绕上述两方面对临床教师提供帮助。

首先，在情感性支持方面，作为与临床教师接触的直接领导，特别是对其工作时间有实际管理权和监督权的领导，如果能对临床教师的教学工作给予精神上的支持，临床教师会接收到领导对其鼓励与支持的信息，在处理临床和教学工作冲突的时候也会减少心理和生理上的压力。领导对临床教师的情感支持可以体现在以下方面：①提供常规的制度化平台和途径，如集体备课制度、教学研讨例会等，允许临床教师参与对教学的决策、表达对教学的思考，激励临床教师对教学的重视和热爱②；②对临床教师的身份模糊感和冲突性有所察觉，关注临床教师心理健康和情绪变化，有针对性地帮助他们推进职业角色的转型；③鼓励临床教师积极参与教学，帮助临床教师认识到教学与临床工作之间相互促进的关系，以及参与教学在个人职业发展中的作用；④认可临床教师对教学工作的付出和取得的成绩，设置关于教学的各类精神性奖励或在绩效考核时予以充分考虑。

其次，在实际性支持方面，领导支持可从以下几方面考虑，以帮助应对角色冲突和身份转换：①提供有关教学方面的信息与资源，对在教学中表现突出的临床教师予以倾向，如教学会议、教学研讨班、师资培训和进修、教学课题申报等各种提升教学发展的机会；②帮助临床教师分析教学与临床工作中遇到的实际困难，提供对策建议，尽可能帮助临床教师更好地面对困难，解决困难；③做好工作时间、人力配置、资源保障等方面的统筹安排，加强基层教学组织的教师后备力量培养，完善临床教师的梯队建设，有效应对教学与临床工作任务与时间的冲突。

2. 发挥同事支持在缓解角色冲突中的作用

同事是临床教师获取教学所需资源、分享教学经验、促进教学共同发展的重要来源之一。本研究的结果也表明，同事支持对临床教师的期望型角色冲突和适应型角色冲突都有显著的预测力。这里的同事包括工作地点在学校不需要从事临床工作的同事、需从事教学工作的医院同行，还有不从事或很

① BROUGH P, PEARS J. Evaluating the influence of the type of social support on job satisfaction and work related psychological well-being [J]. International journal of organisational behavior, 2004, 8 (2): 472 – 485.

② 王端旭, 洪雁. 领导支持行为促进员工创造力的机理研究 [J]. 南开管理评论, 2010, 13 (4): 109 – 114.

少从事教学工作的医院同行。发挥同事支持在缓解临床教师角色冲突中的作用，可以从组织层面和个体层面两个方面考虑。

首先，由于临床医疗护理工作的需求，在医院形成的学术共同体以讨论解决临床问题为主，而以研讨教学事宜、促进教学发展为主的教学学术共同体往往是缺失的。基于此，学校和医院可以通过各种实质性组织的建立，如教学研究会、PBL 教学小组、模拟教学团队、青年教师联合会等，或者新老附属医院和教学基地的结对帮扶，营造同事支持性的组织文化，鼓励同事间的团结合作与相互支持。通过教学学术共同体组织的构建和具体项目活动的推进，为临床教师提供平台交流教学经验、解决教学难题，发挥同行的专业优势。尤其是一些新手教师，同事支持是他们获取任务相关的知识和专业技术的主要来源之一。

其次，来自学校的同事因为身处学校，更易接触到教育教学理念和教学改革发展的最新进展，可以为临床教师提供教师培训和课题申报等方面的相关信息，或者各自发挥场域和专业优势开展课题合作，帮助临床教师提升教学研究能力和教学技能；同在临床的同事可以分享因为教学工作引起的负性情绪，相互鼓励支持，分担各自在教学工作中遇到的困难，尤其是因为需要教学而不在临床时，能主动承担部分临床工作。

（三）个体能动的作用发挥：医院文化，教师信念的传承

1. 正视角色冲突，树立角色信念

在社会科学传统中，冲突一直被认为是"负向"构念，几乎所有研究都聚焦于预防、消除或最小化冲突。然而，该构念的潜在益处也正在被人们所发现。[①] 科塞的社会冲突理论认为，冲突可以引发一系列缓解社会矛盾的制度，起到社会"安全阀"的作用。同样，角色冲突对个体来说，是个体在角色社会化过程中必然面对的。感知到一定程度的冲突也正说明了个体在两种角色中的投入意愿都很强烈。因此，冲突在一定意义上可以帮助个体去正视自身所承担的角色职责，主动寻求缓解角色冲突的策略，更好地投入两种或多种角色中。最终，随着冲突的产生和应对，个体的不满和压抑会得以排解和宣泄。从此种意义上说，角色冲突会引发个体角色社会化过程中的安全阀措施，帮助个体顺利地完成角色功能。因此，正视角色冲突、树立角色信念是首要的。一个人有了信念，树立了科学的世界观、人生观和价值观，就会

---

① DAROCZI Z. The role of conflict and conflict potential in international joint ventures [D]. East Lansing：Michigan State University，2003：4.

产生巨大的精神力量，克服角色扮演中的困难和障碍，实现自己既定的角色目标。[①]

首先，临床教师要正视面临的角色冲突。临床教师职位集聚了双重权责与压力，但两者不是绝对对立与矛盾的，要将参与教学由阻碍性压力源变为挑战性压力源，看到冲突可能带来的潜在益处，从而突破权责困境。其次，临床教师要树立坚定的角色信念。本研究发现，正是对教学的一腔热情和对教师角色的信念，支撑着大多数临床教师投入教学中。教学工作的投入与产出比往往高于直接的临床工作，从教学中获取的利益有可能微乎其微，这对临床教师的价值选择提出了考验。临床教师应坚守教师的职业道德和专业境界，树立坚定的教师信念和崇高的职业理想，在促进医学生成长的过程中体验教师生活的精神意蕴和自身的生命价值。

2. 加强角色学习，提升角色技能

角色学习是角色扮演的前提与基础，是在特定的社会和互动中掌握角色的行为规范、权利与义务、态度与情感、知识与技能的过程。角色学习的内容包括两个方面：一是通过角色认知形成角色观念；二是学习角色技能。[②]当临床教师面对大学生履行教学职责时，他们的角色不仅限于一名临床医务工作者，而且是一名大学教师。只有具备专业的大学教师角色技能，才能确保成功的大学教师角色扮演。

临床教师要提升角色技能可以从以下三方面着手：

其一，梳理学科知识脉络，建构本学科的基本知识结构。这也是由医学学科的特点决定的，只有强大的知识储备才能促进临床思维的形成和临床技能的精湛。除了专业知识，教育学、心理学等学科的相关知识也是临床教师角色学习的重要部分。

其二，临床实践和教学实践是临床教师教学的来源和基础，反思是教师提升角色技能的核心品质。基于理论基础的反思是临床教师将临床经验与专业知识融合，内化为自身知识结构，是在具有情境性和复杂性的教学实践中，不断钻研探究，创设与丰富教学实践图式的过程。经历了实践、反思、再实践、再反思的良性循环，才能逐步增进教学理性和实践成效。

其三，终身学习是临床教师持续发展的关键途径。临床教师应多关注学校和医院关于教学方面的研讨、培训、进修等学习机会，学习国内外先进的医学教育理念，与国内外同行交流新的医学教育方法和教学策略，顺应医学

① 秦启文，周永康. 角色学导论［M］. 北京：中国社会科学出版社，2011：119.

② 秦启文，周永康. 角色学导论［M］. 北京：中国社会科学出版社，2011：87.

教育的时代潮流与最新发展。

3. 寻求缓解策略，应对角色压力

个体感知到角色冲突以后，会自觉或不自觉地采取各种方式应对冲突。经典"冲突管理网格"将冲突管理行为划分为五种类型：避免、适应、妥协、抗争、解决问题。① 这几种类型正是从被动接受到主动缓解的过程，本研究的质性访谈也印证了临床教师在面对角色冲突时不同的应对策略与方式。当外界组织环境不能有效解决冲突时，临床教师应主动寻求冲突的应对方式和缓解策略。基于理论视角及实践层面，应对策略可以从以下三个方面考虑。

第一，主动寻求应对角色冲突的策略。斯里瓦斯塔瓦（Srivastav A. K.）认为应对策略可以分为两种：一是聚焦问题的应对策略，即通过计划解决问题来管理和改变压力情境；二是聚焦情感的应对策略，即调节对潜在应激或压力事件的心理反应。② 临床教师在遭遇角色冲突时，要针对具体问题分析针对性的原因，一方面，主动寻求领导、同事及家庭成员等社会支持系统的介入，使外界社会、重要他人与自身对临床教师的角色产生一致性的期望，从而得到实质性帮助；另一方面，通过自我情绪调节，缓解角色冲突造成的心理紧张，合理降低负性情绪并减弱负性情绪的消极影响，以满足角色行动和适应角色实践的基本需要。

第二，正确做好角色定位的长远规划，遵循角色定位中的动态权变，在不同时期将不同角色纳入到角色空间中，在不同时期对不同角色给予不同倾斜和理性取舍。③ 角色冲突本质上是教师内在的一种冲突，解决角色冲突问题还需要教师的自觉和自律，同时发挥学术组织的作用。临床教师的主要角色身份是临床医务工作者，这也是承担教师角色的基础。临床教师可以根据自身的职业发展阶段和教学科研能力，在不同时期安排好不同角色，选择不承担或承担实习见习、理论授课或教学培训等教师角色。

第三，促进临床与教学角色的深层融合。个体在社会生活中总要承担多种角色，寻求角色间的共同点，促进角色间的融合，可以减少角色间不相容的冲突。教师责任分割论认为，教师投入在各种责任的时间精力是分割的；

① EVERT V D V. Complex interpersonal conflict behaviour: theoretical frontiers [M]. New York: Psychology Press, 1997: 10.

② SRIVASTAV A K. Coping with stress in organisational roles [J]. Indian journal Of industrial relations, 2006, 42 (1): 110 – 128.

③ 熊德明. 冲突与调适：社会转型中大学教师的角色研究 [M]. 武汉：华中师范大学出版社，2013：148.

而教师责任融合论则认为教师在不同责任上的时间精力投入是互补的。① 周伟忠认为，兼顾型角色冲突即发生冲突的双方不是根本对立的，不是互不相容的，或者说两者是能够兼顾和结合在一起的。② 工作和家庭相互促进理论强调工作角色和家庭角色之间的积极影响。一方面，两种角色的幸福感有累加作用，即一种角色中的满意或幸福感可以累加到另一种角色中；另一方面，不同角色对消极情绪起缓冲作用。这种相互促进主要通过工具性途径和情感性途径来实现。工具性途径指一种角色中的资源和技能可以直接提升另一种角色的绩效；情感性途径指一种角色中的资源和技能产生了该角色的积极情感，同时又促进了另一种角色的绩效和情感。③ 同样，这些理论可以运用到临床教师对两种角色关系的处理中。医务工作者和教师的两种角色是一种兼顾型角色冲突，并非是非此即彼的关系，两种角色之间存在着固有张力，表面的冲突和内在的融合就像一条水平线的两个极端。正如阮琳燕等学者的研究，教师多重认同的叠合是"内生与外生、积极与消极、调节与制约、能动与结构"的连续统一，是从角色分化到融合的演化过程，是连接个体与社会结构的建构方式，更是角色冲突和解的路径、促进专业发展的基石。④ 李福华等学者也认为，学科学术与教学学术有着天然的不可割裂的联系，依存于共同的工作框架，在认识论、研究程序、累积形成过程、价值取向等方面遵循相同的学术逻辑，这也是它们在大学场域内实现耦合发展的深层基础。⑤ 探索学科学术与教学学术的互动逻辑与角色转换路径，寻求两种角色之间的共同点，正确定位自身角色，变"冲突"为"融合"，是调适和缓解角色冲突所要达到的最好状态。

本研究的几位访谈对象，在谈及临床工作者和教师两种角色身份时，都强烈地感受到两种角色之间的相互促进作用以及共同为职业生涯带来的成就感。临床工作积累是教学的根本，是临床教师丰富教学的重要资本，没有临床经验和反思性的教学，就会成为"无源之水、无本之木"，在医学这种实践性极强的学科中难以生存。而研究教学可以帮助临床教师梳理学科知识的

---

① 吴合文. 高校教师兼职兼薪的角色冲突与制度设计［J］. 教育研究，2017，38（12）：104－111.

② 周伟忠. 冲突论［M］. 上海：学林出版社，2002：62.

③ GREENHAUS J H, POWELL G N. When work and family are allies: a theory of work－family enrichment［J］. Academy of management review, 2006, 31 (1): 72－92.

④ 阮琳燕，马永鑫，朱志勇. 多重认同叠合机制：新教师专业发展角色冲突的和解路径［J］. 教师教育研究，2020，32（1）：85－94.

⑤ 李福华，王瑛，汪碧玉珠. 大学教师教学发展组织建设的路径探究［J］. 教师教育研究，2018，30（5）：14－19.

基本脉络，完善临床工作所需的知识基础，了解学科最新的前沿动态，反思和规范日常的临床行为。角色冲突化解的学术起点需要将临床教师的教学活动整合入整体的专业角色和价值中。教学是临床教师重要的角色职责，但囿于临床工作的复杂性，并没有得到一定的重视以被完全构建到学术结构中。教师责任融合观要求突破边界限制，打破过度的边界维护，达成角色任务内涵的深部融合、相互促进。

二、对策建议：促进临床教师发展

本研究在对临床教师角色冲突进行深入研究的同时发现，临床教师角色冲突的问题中包含着诸多教师发展问题，角色冲突的来源、影响以及应对、管理等都与临床教师发展有着唇齿相依的关系。角色冲突是制约临床教师专业发展的焦点，也是高校和医院制定临床教师培训和发展政策的重要依据，最终达到角色冲突与融合的平衡。教师发展已成为众多医学教育机构为教师提供的必不可少的支持途径，以帮助他们应对多重角色和工作任务的挑战。[①]因此，本部分从角色冲突的视角切入，重点思考临床教师发展的相关问题，为角色冲突的缓解提供另一种思路。

当科学研究成为大学的一项重要职能以后，大学教师成为理所当然的学术人员，"在专业研究领域拥有建树必定也是一位优秀的大学教师"这样的观点在很长一段时期几乎被所有人所接受，教学只被看作是一种技术或技艺，大学教师凭借深厚的专业理论功底完全可以驾驭。然而，高等教育质量的诉求迫使人们开始思考，大学教学同样也是一件复杂的、需要独特能力的工作，大学教师的教学与他的专业一样，也是需要发展的。20世纪70年代以后，世界各国的高等教育领域无论从理论研究还是实践层面，都对大学教师发展给予了高度重视。目前较为公认全面的大学教师发展模型是美国教育协会在1991年发布的报告《大学教师发展：增强一种国家资源》中提出的，包括专业发展、组织发展、个人发展、教学发展四个维度[②]，其中教学发展是大学教师发展的核心，是促进其他三个维度发展以及四个维度整体发展的基础，也是大学教师发展理论研究和各国大学教师发展实践工作的重点。

在医学教育传统中，研究是大学医学院教学人员的立身之本，但培养思

①　LESLIE K, BAKER L, EGAN-LEE E, et al. Advancing faculty development in medical education: a systematic review [J]. Academic medicine, 2013, 88 (7): 1038 – 1045.

②　汪霞，崔军. 高校教师教学发展的理论基础与促进策略 [J]. 中国高教研究，2015 (11): 87 – 91.

考型的医师已成为医学教育新的目标，这必然要求教师在研究与教学之间加以平衡，教学正逐渐得到更多的关注和肯定。① 因此，医学教育领域内医学教师的发展日益受到重视。

近年来，医学教育的全球化和国际化对中国高等医学教育的发展提出了挑战，改革成为高等医学教育领域的普遍趋势，课程与教学改革是这种趋势逐步向纵深发展的表现，而教师的教学发展与大学的课程和教学、高校人才培养质量有着直接的关系，临床教师在改革中承担着重要角色。临床教师是一个特殊的大学教师群体，临床教师的教学发展策略应该在普通高等学校教师发展的基础上体现其特殊性。具体而言，临床教师教学发展的策略包含以下五个方面。

（一）重视临床教师教学发展的文化建设，加强院校的协同合作

目前中国大学中科研至上或科研主义成为一种普遍现象，大学教师选择"科研至上"的行为策略也逐渐演变为一种被深刻默许甚至鼓励的"集体性行为"。"这种偏差在我们所使用的语言中也可以看得出来：我们把研究看成机会，而把教学当作负担。"② 在医学院校的附属医院，这种情况也颇为普遍，在"医教研"三项中心工作中，"医"和"研"所占的比重较大，而"教"往往成为一种额外任务甚至是负担。医学院校及所在附属医院和教学医院要做好临床教师教学发展的"顶层设计"，主要涉及教学文化的建设与院校的协同合作。

大学教学文化是影响教师发展生态的重要因素。③ 学校和医院要加强大学教学文化建设，将临床教师的成长植根于临床教师所处的生态环境中。④

首先，医学院校不仅要在学校内部，更要在临床教学的第一线，营造重视教学和激励教学的大学教学文化氛围，让教学学术文化也成为临床一线的主流文化之一，成为医院文化中重要的组成部分，包括教学实体机构、教学相关政策制度等的建立，这些都是教学文化得以彰显的重要显性标志。将开展教学、重视教学、激励教学的常态深深扎根于整个医院的文化土壤中，这

---

① 王少非. 教师职前教育改革：来自美国医学教育的启示 [J]. 教师教育研究，2005，17（2）：64-69.

② 宋文红，等. 高校教师专业化发展及其组织模式：国际经验与本土实践 [M]. 济南：山东人民出版社，2013：41.

③ 陈斌. 建设教学文化 服务教师发展：2014 年两岸四地"大学教学文化与教师发展"学术研讨会综述 [J]. 高等教育研究，2015，36（1）：107-109.

④ 徐雪平. 高等医学院校临床教师专业化发展的生态环境构建 [J]. 山东社会科学，2014（S2）：232-233.

是作为医学院校附属医院培养未来医学人才，延续医学事业发展应当肩负的责任，也是大学附属医院与普通医院的不同之处，有学者称之为"学院派医院文化"。①

其次，将教学发展纳入临床教师发展的整体框架中。教学并不是临床教师"可有可无"的一项任务，而是医学学科的特殊性赋予优秀医务工作者的一项神圣使命，因为没有一个学科像医学一样，医疗服务和医学教育是经常合为一体的。每一位医学护理专家之所以成为专家，都是无数的临床经验教训和艰辛的脑力付出所练就的，而这些也是医学教育无比珍贵的教学资源。因此，临床与教学密不可分，临床工作与教学工作没有明显界限，医务工作者和临床教师的角色并不截然分开。教学发展应成为临床教师发展的一个重要方面，教学工作应成为临床工作良性发展的促进因素，而不是阻碍教师个人发展的"负担"。

最后，深入挖掘历史文化资源，注重医学教育的文脉传承。大学教学文化是大学在长期教学活动中形成的精神生态，是一种具有历史延续性与现实再生产性的非物质环境。② 在我国医学界，如协和医院、华西医院、湘雅医院等都经历着数代医学教育大家的传承，承载着深厚的医学教育历史积淀，"教学文化"已成为他们最为宝贵的精神财富。每所医学院校在其发展历程中都有各自领域的优势，应当珍惜并挖掘、整理这些历史资料，使其在医学教育新的历史时期重新焕发生命力。

在促进临床教师发展的校院协同合作方面，不同于一般的普通高校，临床教师平时的工作场所在医院，有的医院与学校在同一座城市，有的医院与学校相隔千里，这也给临床教师的教学发展工作带来了困难。学校现行的教育管理体制虽然形成了"集中领导、分级管理"的模式，但是在实际管理中仍然具有显著的集中领导协调难、分级管理放权难的问题。③ 医学院校的临床教师发展涉及学校与附属医院或教学医院的关系，因此，不同部门之间的通力协作和相互配合至为关键。对于学校和医院两大部门的协同合作，可以建立"以学校为中心—多院区合作"的临床教师发展模式。一是发挥学校在临床教师教学发展中的主导作用和集中领导。由学校统筹安排，通过制定统

---

① 胡林，谭正巧. 论医院文化中的"学院派医院文化现象"及高校附属医院文化的共性特征［J］. 重庆医学，2014，43（5）：628－629.

② 陈斌. 建设教学文化 服务教师发展：2014 年两岸四地"大学教学文化与教师发展"学术研讨会综述［J］. 高等教育研究，2015，36（1）：107－109.

③ 赵金秀，叶旭军. 综合性大学附属医院提高临床教学质量的思考［J］. 中华医院管理杂志，2003，19（9）：555－558.

一的教师发展政策与制度，规约所有附属医院和教学医院的临床教师发展；教师发展相关制度与临床教师职称晋升等挂钩，各附属医院和教学医院配合落实临床教师的教学发展具体工作；建立直属附属医院负责指导非直属附属医院或教学医院的帮扶结对制度。二是完善教师发展的组织架构建设。有学者总结，医学院校教师发展中心存在的问题，包括发展和建设的体系和模式不够完善、工作目标定位不够明确、机构设置不够科学、人员配置不够合理。① 这些都需要学校与医院重视临床教学和教师发展、加强合作，学校建立教师发展中心，指导附属医院和教学医院建立分中心或分管办公室，共同搭建平台。学校教师发展中心以组织与服务为主，主办各类通用性的活动；各分中心在学校中心统一协调协助下，举办针对性的符合医院特色与需求的教师发展项目，促进临床教师的教学发展。三是加强学校和医院的资源共享。学校发挥医学教育研究资源优势、各附属医院发挥临床学科资源优势，鼓励学校教师与医院教师的课题项目合作。吸收各附属医院的临床教学专家，充实学校教师发展中心的人才库，以优秀医学教育家的经验和魅力感染中青年临床教师，发挥专家指导在临床教师教学发展中的作用。

（二）提升临床教师自主发展的意识和能力，促进教学实践反思

只有发自临床教师内生的动力，才能引起思维模式和行为方式实质的改变。潘懋元曾在2017年撰文指出大学教师发展体现了教师的自主性、个性化，而不是被动地被培训。大学教师发展的内部动力，来自自我价值的追求，在自主性、自觉性与持续性上。因此，应当通过激发教师的内在自我价值追求来调动教师发展的积极性。同时协调外部动力与内部动力，通过恰当的外部激励机制，激发教师追求自我发展的内在热情与需要，逐渐将外部动力转化为内部动力，"不待扬鞭自奋蹄"。②

依据"基于情境"创设教师发展境域的范式转换，教师是"文化—认知"的主体，教师发展不是"去情境"下的被动认知和规训，不仅仅在于获取外在的技术性知识，而是通过各种形式的反思，促使自己建构一个不同于技术性知识的意义世界。不同于高校的专任教师，医学院校临床教师从事教学工作，一定程度上出于一种"情怀"和"兴趣"，临床教师发展应强调个体多元化诉求的主体性逻辑，以内在需求为出发点，强调自主、主动和个

---

① 王小飞，吴涛. 基于高等教育内涵式发展的医学院校教师教学发展中心建设的探索［J］. 医学教育管理，2017，3（6）：435–439.

② 潘懋元. 大学教师发展论纲：理念、内涵、方式、组织、动力［J］. 高等教育研究，2017，38（1）：62–65.

性化的发展。只有当院校和教师建立共同的价值观，二者才最容易基于共同的利益目标形成稳固的合作关系。① 因此，自主发展意识是教师教学发展的核心品质，是临床教师教学发展的前提，只有意识的自觉才能促使行动目的性和计划性；自主发展能力是教师教学发展可持续深入的基础，只有能力的提高才能实现临床教师教学发展的良性循环。

首先，增强职业认同是提升自主发展意识的根本。教师专业发展的基础是专业自觉，专业自觉需要专业自我的觉醒。教师专业自我的缺失在心理上是指对自己从事的专业缺乏认同，对自己的能力缺乏信心，对改善教育活动缺乏应有的期待。② 另外，临床教师与普通高校教师还存在区别，教师角色对他们来说是一种"潜隐性角色"。临床教师只有增强对教师职业和教学工作的认同，才能正确定位角色身份，提升教师信念和职业自觉。学校和医院在临床教师的教学发展过程中，应加强职业道德教育，促进临床教师从思想深处认识到在附属医院承担教学工作，同样是以高校教师的身份在履行教师职责，培养高等医学人才是自身义不容辞的责任和义务。

其次，规划教学发展是提升自主发展意识的途径。临床医学教师必须对自我专业发展进行整体规划，全面系统地提升对自我专业发展的认识，使其发展从模糊走向自觉意识状态。③ 对于医学院校而言，教学发展是临床教师发展最核心的部分。对于临床教师自身，教学发展也是他们作为医务人员职业发展中的重要组成部分。正如本研究质性访谈中很多临床教师谈到，参与教学为他们的职业发展提供了另一个平台，如果没有教学，他们的发展也就不会如此突出。因此，教学不是一项额外辅助的或者"偶尔为之"的工作，而是临床教师被赋予教师职责以后可以长期从事的一项重要工作。临床教师应对自身教学发展进行自主的整体规划，包括制定教学发展的中、远期目标，设计科学合理的计划和策略，即"发展路线图"，寻找和利用促进教学发展的校内外资源，开展广泛深入的教师合作。

最后，促进实践反思是提升自主发展水平的关键。詹尼斯·安特奈克（Janis L. Antonek）认为与自我概念相联系的关键是反思技能的发展；发展

① 姜超. 大学教师发展制度创新的主体关系与路径突破［J］. 全球教育展望，2018，47（11）：72-86.

② 孙玉洁. 在互助中促动专业觉醒：教师专业发展学校本土化实践研究［M］. 北京：人民出版社，2012：225.

③ 雷迅，李荔，杨丽莎，等. 论循证医学与临床医学教师自主专业成长［J］. 中国现代医学杂志，2010，20（2）：315-317.

反思性技能有助于专业发展，是教师教育项目的普遍目标。① 任何专业的发展都是建立在对自我价值观、专业知识、专业能力及实践进行有意识的、自觉的、理性反思的基础上的。② 教育的世界充满了矛盾与张力，这需要我们对其做出反思性反应。通过自我实践反思找寻更加理智的、富有思想的教育行动的基础，在实践中反思，在反思中成长。学校和医院应通过严格规范的教学制度实施，如临床教师准入制度、职前职后培训制度和教学激励制度等，促进临床教师的自我实践反思。临床教师在进行自我反思时，要把丰富的教学经历作为自主发展的宝贵财富和实践性知识的重要来源，在反复的实践体验与自我反思中形成和发展教育智慧。要对教学的全过程进行反思，对教学决策和行动以及产生的结果进行审视和分析，并作为下一次决策和行动的基础。

（三）遵循教师发展的不同阶段，设计不同层次的教学发展策略

本研究发现，临床教师适应型角色冲突反映了处于不同成长阶段的临床教师在教学上存在差异，这也提示临床教师的教学发展策略要在遵循临床教师成长阶段的特征表现、符合临床教师教学发展不同阶段现实需求的基础上，谋划长期规划和持续发展。拉尔夫·费斯勒（Ralph Fessler）和朱迪斯·克里斯坦森（Judith C. Christensen）构建的教师职业生涯周期模型体现了处于不同阶段的教师，其心理与行为特征是不同的，教师专业发展的需求也是不同的。目前，我国医学院校的临床教师主要分为以下几类：①一直在参与临床实践教学（临床见习、实习带教）的研究生和住院医师等教学助理；②新进理论课教师，主要是刚刚开始参与理论课教学的临床教师；③以主治医师（主管护师）及副主任医师（护师）等为主的临床教学的主力群体，以及需要进一步提升教学的临床教师；④积极投身教学改革或教学试验的临床教师群体或临床教学的课程开发者和领导者等。这种分类在一定程度上反映了临床教师的成长阶段，也说明临床教师教学发展不能一概而论，要明确不同发展阶段的核心能力要求，并在此基础上设计不同层次的教学发展

① ANTONEK J L, MCCORMICK D E, DONATO R. The student teacher portfolio as autobiography: developing a professional identity [J]. The modern language journal, 1997, 81 (1): 15.

② 雷迅，李荔，杨丽莎，等. 论循证医学与临床医学教师自主专业成长 [J]. 中国现代医学杂志，2010，20 (2): 315-317.

策略，提供相应的教师发展资源、工具与机会。①

首先，在研究生学习和住院医师培训阶段参与临床教学，几乎是每一位临床教师在学生时代的经历。他们在接受由浅入深的学科学术规训的同时，也受到上级教师的教学风格、教学方式、思维方法等多方面熏陶，在潜移默化中进行着教学学术规训。学科学术与教学学术相伴而生，都经历了"掌握知识、探究知识、体悟创新知识"三个逐级累积的过程。② 这也是临床教师的职业准备阶段，这个阶段的教学经历对他们后续教学思想与理念的形成有相当重要的影响。此阶段的教学发展尤其要以教育的信念和价值观为主，充分发挥上级教师的模范作用，帮助其树立先进的教学理念，适应教师身份。掌握基本的教学技能，特别是在提供医疗服务的同时如何开展教学的策略。

其次，对于新进的理论课教师，由于学校课堂教学模式与医院床边教学模式迥异，教学的空间与对象、内容与方式均发生了变化。这一阶段的临床教师已经形成了较为成熟的临床思维，帮助其将临床思维转化为教学思维是本阶段教学发展工作的重要思路。教学发展的重点也在于进一步精进和提升教学技能，例如：如何掌控大的讲座课程或小型研讨；如何呈现具有逻辑性的课程内容；如何促进师生互动，掌握评价、反馈和评分技能；等等，帮助初任理论课教师更快、更好地进入角色。

再次，处于热情与成长期的临床教师主力群体，要培养更高的教学学术能力，促进教学反思，预防职业挫折期的挫折反应，跨过高原期，顺利进入职业稳定期。卢安娜·威尔克森（LuAnn Wilkerson）认为临床教师在参与教学数年以后，会开始思考为什么有些教学方法更有效而其他的却无效，教师会更多关注学习者而不是他们自身，这也是向这些教师介绍如何连接教学和学习，如何从反思性的教育实践中更好地认识学习的最好时机。③

最后，对于积极投身教学改革或教学实验的临床教师群体或临床教学的课程开发者和领导者，他们在临床教学中已经积累了相当丰富的经验，处于职业稳定期，该教师群体需要通过实践的自我反思与专业引领，不断实现新的超越。教学发展的重点在于助其成为教育领导者，不断地跟踪科学前沿，

---

① WALSH A E, ANTAO V, BETHUNE C, et al. Fundamental teaching activities in family medicine: a framework for faculty development [J]. College of Family Physicians of Canada, 2015.

② 李福华，王瑛，汪碧玉珠. 大学教师教学发展组织建设的路径探究 [J]. 教师教育研究，2018，30（5）：14 – 19.

③ WILKERSON L, IRBY D M. Strategies for improving teaching practices: a comprehensive approach to faculty development [J]. Academic medicine journal of the association of American medical colleges, 1998, 73（4）：387 – 96.

更新教育理念，提升教学领导力，提供教学改革的引导和支持，帮助其发挥临床教学的辐射作用。

（四）设计教学发展活动的内容与形式，应对临床教师时空需求

对于工作性质特殊的临床教师群体，教学发展的内容要有极强的针对性，形式要体现适切性，才能吸引他们的参与。徐岚和李颖通过访谈台湾师范大学教学发展中心的工作人员，发现教师不愿来参加教师发展活动的"借口"通常有两个："不需要"和"没时间"。[①]"没时间"往往是临床教师参与教学发展最主要的矛盾，若教学发展的内容对临床教师没有实质性帮助，让临床教师感觉"不需要"，教学发展工作的推进将更加困难，而在教学发展项目之前针对临床教师的需求评估是深受欢迎的。[②] 正如美国密歇根大学教师发展中心（Center for Research on Learning and Teaching, CRLT）前主任康斯坦斯·库克（Constance E. Cook）所言："密歇根大学的教师皆有繁重的教学、研究与社会服务工作。如果 CRLT 不能提供高质量的服务，不能帮助他们提高教学效果，教师们是不会把时间浪费在各种活动中的。CRLT作为一个服务机构，不需要告诉教师们怎么去做，而仅仅需要倾听他们的需要，并对他们的需要进行支持。"[③] 因此，临床教师教学发展的项目设计或策略实施要遵循成人学习理论，针对临床教师的需求，设计具有系统性和针对性的内容，并充分考虑临床教师的工作性质、时间和地点。正如还有学者认为，教师发展中心首要任务是"回应与服务教师教学发展需要"，收集与确认教师的个性化需求。许多个性化需求具有一定缄默性，或者说是一种不易于言表的感觉，需要观察者通过现场发现、提炼与总结，有的甚至需要通过间接手段提取。[④]

医学教育的快速发展、入学人数的增加迫切需要临床教师从数量的扩充向质量的提高转型。临床教师教学发展活动的内容既要"顶天"，又要"立地"，才能满足质量提升。杰克·麦基罗（Jack Mezirow）的成人转化学习理

---

① 徐岚，李颖. "医生"抑或"媒人"：大学教师发展机构的定位难题——台湾一所大学的案例研究［J］. 大学教育科学，2015（4）：108 – 115.

② BIGBEE J L, RAINWATER J, BUTANI L. Use of a needs assessment in the development of an interprofessional faculty development program［J］. Nurse educator, 2016, 41（6）：324 – 327.

③ 屈廖健. 美国密歇根大学教师发展中心的产生环境、建立过程与组织特征［J］. 中国高教研究，2018（1）：75 – 80，86.

④ 李福华，王瑛，汪碧玉珠. 大学教师教学发展组织建设的路径探究［J］. 教师教育研究，2018，30（5）：14 – 19.

论认为，对于大多数成人学习者，只有改变对学习者本身、教师的角色、教育的目标等的基本假设或价值观，才会发生实践中的改变。[①] 在教师发展中运用转化学习理论，就是要让教师意识到他们关于教学的价值观，并且基于批判性的自我反思和同行批评去修订这些价值观。[②] 因此，临床教师的教学发展不仅是教学技术或技艺的发展，更是教学信念和价值观的更新、教学专业意识和伦理精神的提升。只有思想和态度的深层变革，才会推动实践中的真正改变。尤其对于医学这种与人的生命打交道的学科，教师的职业道德更显重要，而医学和教育的本质都是尊重人、尊重生命，这是"顶天"。

"立地"则要求教学发展活动的内容要符合临床教师的实际，要能真正解决他们遇到的问题和困惑。医学教育研究者在关于"什么是一名优秀的临床教师"方面，即对临床教师的角色期望研究颇丰。很多学者从不同的视角，运用不同的方法，研究了临床教师应承担的角色，并建立了一些模型或框架。哈登和乔伊·克罗斯比（Joy R. Crosby）提出的医学教师 12 种角色模型，认为医学教师承担着 12 种角色，包括评估者（学生评估者、课程评估者）、计划者（课程计划者、课程组织者）、资源开发者（学习指南开发者、资源材料创建者）、信息提供者（讲座教师、临床或实践教师）、角色榜样（医生、教师）、促进者（指导者、学习促进者）。[③] 该角色模型为临床教师发展提供了很好的内容框架，针对临床教师的每一种角色要求，提供培训内容，诸如宏观的教学领导力、项目评价和管理[④]，微观至评价学生学习、制订课程计划、开发学习资源等。在具体方法上，创新性地运用提升临床教学技能的各种策略，如像使用"标准化病人"一样在模拟教学或教学测评中使

① SAROYAN A, AMUNDSEN C, LI C. Incorporating theories of teacher growth and adult education in a faculty development program [J]. To improve the academy, 1997, 16 (1): 93 – 115.

② CRANTON P. Self-directed and transformative instructional development [J]. Journal of higher education, 1994, 65 (6): 726 – 744.

③ HARDEN R M, CROSBY J R. AMEE Guide No 20: the good teacher is more than a lecturer – the twelve roles of the teacher [J]. Medical teacher, 2000, 22 (4): 334 – 347.

④ FRANTZ J M, BEZUIDENHOUT J, et al. The impact of a faculty development programme for health professions educators in sub-Saharan Africa: an archival study [J]. Bmc medical education, 2015 (15): 28.

用"标准化学生"，设置各种典型的教学挑战[1]；也可以开展面对面教学或基于 MOOC 的混合式学习等多种方式。针对临床教师的工作性质、时间和地点问题，教学发展的形式要具有适切性、灵活性，要有计划并循序渐进，以满足不同临床教师的工作需要。在学习时间安排上，有午间学习、周末学习、短期工作坊脱产学习、暑期学习等；在学习地点安排上，可以在学校，可以在某一所附属医院，也可以设在附属医院集中的某个城市，实现空间和时间上的不同组合。

（五）构建临床教师教学学术共同体，促进教学发展行为的创生

本研究发现，医学院校的临床教师都分布在附属医院或教学医院的各个科室，他们参与教学多数是以"单兵作战"的形式，所在科室的学术共同体大多也是以临床或科研任务来划分，关于临床教学的学术共同体远远没有形成气候。而美国卡内基教学促进基金会（Carnegie Foundation for the Advancement of Teaching）前主席李·舒尔曼（Lee Shulman）认为，教学应该是最具共同体学习精神的活动。[2] 20 世纪英国哲学家布朗最早提出学术共同体的概念。他把全社会从事科学研究的科学家作为一个具有共同信念、共同价值、共同规范的社会群体，以区别于一般的社会群体与社会组织。[3] 莱夫（Jean Lave）和温格（Etienne Wenger）在《情境学习：合法的边缘性参与》中提出实践共同体的概念，指出共同体的成员是在一个共享的文化历史背景中拥有共享的目标、事业和理解。[4] 因此，共同体是成员间拥有共享的精神指引、共同的行动标准，信赖的权威结构，互惠互利、合作共赢、共同发展的价值追求。构建临床教师教学学术共同体是一个教师从单打独斗的个体学习体验到共同成长的共同体学习经历。[5] 教学学术共同体具备学术共同体的一般特征，但其根本任务是围绕教学与学习，最本质的特征是共享性、合作性、研究性和行动性。临床教师教学共同体建设，通过打造现实或虚拟的交流平台，建立临床教师的公共场域，逐步达成默认共识和共享信念。教师在共同体内的分享、交流、启迪，有利于增进和强化教师对自身教学进行

① GELULA M H, YUDKOWSKY R. Using standardised students in faculty development workshops to improve clinical teaching skills [J]. Medical education, 2003, 37（7）：621 –629.

②⑤ 杨维嘉. 论"教学学术共同体"的构建 [J]. 江苏高教，2015（5）：23 –26.

③ 李力，杜芃蕊，于东红. 重塑大学学术共同体：基于大学学科发展的研究 [J]. 国家教育行政学院学报，2012（8）：49 –53.

④ 莱夫，温格. 情境学习：合法的边缘性参与 [M]. 王文静，译. 上海：华东师范大学出版社，2004：4.

研究的专业认同，有利于形成教学文化归属感，促进教学学术与学科学术的一体发展。[①]

关于教学学术共同体的成员来源，帕特里夏·奥苏利文（Patricia O'Sullivan）将共同体划分为由教师发展项目的参与者形成的共同体、在教学实际发生的工作场所（教室或临床）由于教学实践而形成的共同体，并称之为教师发展共同体和教室或临床工作场所共同体。[②] 因此，医学院校临床教学学术共同体的形成可以基于校内教师发展项目，如以 PBL 学习培训的项目成员为单位或以承担某学科系临床教学的科室为单位。那么，临床教师教学学术共同体的具体实践活动如何开展？玛丽·胡贝尔（Mary T. Huber）和佩特·哈钦斯（Pat Hutchings）提出的"教学学术之四环节"理论，为教学学术活动的开展提供了一个实践指导框架：探寻教学问题、研究教学问题、改变教学方法并重新认识教学、公开教学研究成果。国内学者杨维嘉在此基础上，通过融合探究学习和共同体学习理念，细化了教学学术实践方法，重新调整四个环节，即教学问题的探寻与再探寻、教学问题的多途径研究、改变教学和共同反思、学习关系的建立与拓展。这也为我们后续提出构建临床教师教学学术共同体的实践策略提供了理论基础。临床教师教学学术共同体内的实践活动可以主要包括对话、分享、行动、反思四个环节。

（1）对话。

对话意味着思想的交流和观点的争辩，通过教学过程的直接展示和深入剖析，接受同行的批判，在批判中成熟；学术共同体内的成员通过共同研究教学问题，探讨问题本质，追寻症结本源，商榷解决之道。

（2）分享。

当我们通过记忆获得生活体验时，生活体验便具有了解释学意义。当生活体验的实质以文字或语言文本的形式表述出来，文本的效果立刻成为有意义事物的重新体验和反思性拥有。[③] 通过构建临床教师的教学学术共同体，成员间分享激活教学生活的体验，赋予教学以意义。分享各自的教学智慧，与"文本"对话，形成临床教学的学术文化和氛围。

---

① 颜建勇，黄珊. 大学教师教学学术与学科学术发展的逻辑一致性研究［J］. 现代大学教育，2018（4）：10 – 15.

② O'SULLIVAN P S，IRBY D M. Reframing research on faculty development［J］. Academic medicine journal of the association of American medical colleges，2011，86（4）：421.

③ 范梅南. 生活体验研究：人文科学视野中的教育学［M］. 宋广文，等译. 北京：教育科学出版社，2003：45 – 47.

（3）行动。

构建教学学术共同体的最终目的是有效教育行动的实施，包括教学方法的变革、教学改革的推进、教学研究的开展、教学评价的改进等，这些仅靠临床教师一己之力往往难以为继。通过借助学术共同体平台，成员之间协商合作，才能在学科内共同推进教学行动的落实。

（4）反思。

在教学学术共同体里，反思不再局限于个体行为。但个体反思是集体反思的基础，集体反思是个体反思交流互动的延伸，是对批判能力的锻炼。[①] 医学临床教学不只是一种教学的技巧，更是培养临床思维的过程，是教师教会学生如何以一名医生或护士的思维去工作。因此，临床教师必须是具有反思性的实践者。在个体反思的基础上再加强集体反思，发挥集体智慧，凝聚集体力量，建立更符合教学情境的规则，形成基于学科的教学专业知识。

---

① 杨维嘉. 论"教学学术共同体"的构建［J］. 江苏高教，2015（5）：23 – 26.